やさしく解説

産婦人科のおはなし

妊娠から
出産直前
編

あらゆる不安に
すべてお答えします

青葉レディースクリニック院長
小松　一

青春出版社

はじめに～第2巻の発刊にあたって～

　FM福岡の『やさしく解説：産婦人科のおはなし』は毎週木曜日、『モーニングジャム』が終わった後の10時55分から、産婦人科に関するいろいろなテーマについて、私とパーソナリテイのこはまもとこさんがトークする5分間の番組です。時が経つのは早いもので、2019年6月に開始したこの放送が、先日、節目の100回を迎えました。

　FM福岡の『モーニングジャム』といえば、福岡人なら知らない人はいない、私も大学生の頃から知っているという超名物&超長寿番組で、このラジオ放送のお話をいただいた頃を振り返ると、嬉しくもありましたが、きちんと放送できるのだろうかと緊張と不安の毎日でした。

　それが100回までこうして続けてこられたのは、ひとえにパーソナリティのこはまもとこさん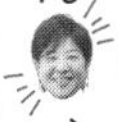、制作スタッフのみなさんのおかげです。こはまもとこさんは、3人のお子さんの妊娠出産のご経験から、いつもママ目線の質問をしてくださって、番組を盛り上げてくれます。こんなに心強いパートナーはいません。この場を借りて、心からお礼を申し上げます。ありがとうございます。

2020年、この番組でお話しした婦人科領域をまとめて上梓しました。「ラジオを聴き逃してしまった」「自分の身体のことが気にはなっているけど、婦人科を受診するのは躊躇《ちゅうちょ》している」「実際に婦人科を受診したら、検査や治療がよくわからなかった」といった方の疑問を解消するために、お役に立っているのではないでしょうか?

この第2巻では、続編として産科領域の〈妊娠〉から〈出産直前〉の話題をまとめています。前巻と同じように、ラジオを聴いているような、さっと読みやすい構成にしていますが、みなさんが「?」と感じそうな話題については詳記しています。

たとえば、妊婦健診では毎回、血圧測定・検尿・むくみ検査・体重測定・エコー検査をしていますが、医師がどこに注意して、何を診ているのか。ほかにも、赤ちゃんの出生前診断や妊娠中によく遭遇する便秘、下肢静脈瘤などのマイナートラブルへの対処方法のほか、切迫流産、切迫早産、子宮頸管無力症、前置胎盤、羊水過少、羊水過多、妊娠高血圧症といった、妊娠中の代表的な疾患については原因、治療について、かなりくわしく記載しました。
妊婦健診で不安になったり、トラブルかな？　と思った時はこれらのページをめくってみてくださいね。もちろん、妊婦健診では相談できないような、妊婦のみなさんのちょっとした疑問に答える「お悩み相談コーナー」もあります！
現在は、ネットやＳＮＳで情報を簡単に入手できますが、なかにはただ不安を煽るだけの記事も散見されます。とくに昨今はコロナ禍で、そういう悪意のある投稿を信じて、不安になって来院される方も増えました。この本がみなさまの不安を解消する一助となることを願っています。ぜひ、ご一読ください。

もうすぐ、新しい命に会えますね。新生児は、それはもう、まばゆいばかりに輝いています。だからこそ、尊い命を育んでいる妊婦さんには不安や悩みは似合いません。この本と一緒に、充実したマタニティライフを過ごされることを願っています。

２０２１年10月吉日
医療法人青葉レディースクリニック　理事長　小松一

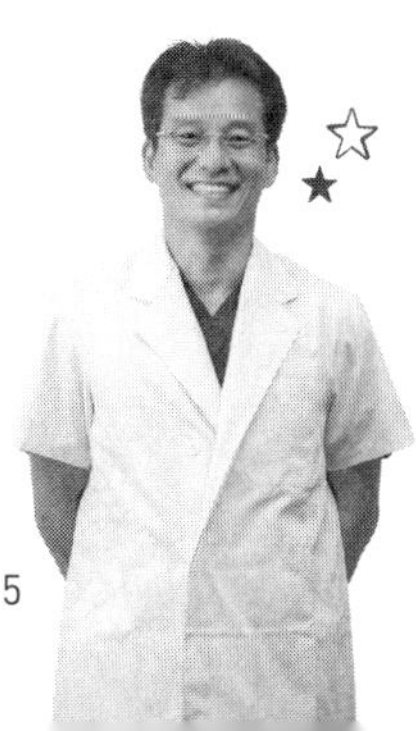

『やさしく解説　産婦人科のおはなし〈妊娠〉から〈出産直前〉編』目次

第1章　おなかの中の赤ちゃんとのつき合い方

第2章 赤ちゃんのために、やっておきたいこと

第3章 妊娠中期、すこやかに過ごしたい！

第4章 充実の妊婦さん生活へ！

第5章　妊娠時のトラブル、こんなときはどうする？

本書の読み方

本書は、FM福岡でオンエアされている『やさしく解説：産婦人科のおはなし』をもとに構成されています。

1. **「ON AIR」「楽屋トーク」**のページだけを読んでいっても、女性の身体について基本的なことが、簡単にわかるようになっています。

2. 詳細をもっと知りたい時は、**「産科のDr.より」**も読み進めてください。

3. 各ページの**MEMO**や**注釈（＊）**は、医師の視点から医学的に解説しています。ここまで読んでいただくと、さらに知識が深まるでしょう。

番組紹介

『やさしく解説：産婦人科のおはなし』は、FM福岡で、毎週木曜日の10：55〜11：00に放送している番組です。

当番組では女性特有の悩みや、妊娠にまつわる悩みなどについて専門家の先生におうかがいしています。

パーソナリティのこはまもとこさんは、元FM福岡のアナウンサーでしたが、3人のお子さんの出産、子育てを経て、現在はフリーアナウンサーとして活躍中です。

第1章

おなかの中の赤ちゃんとのつき合い方

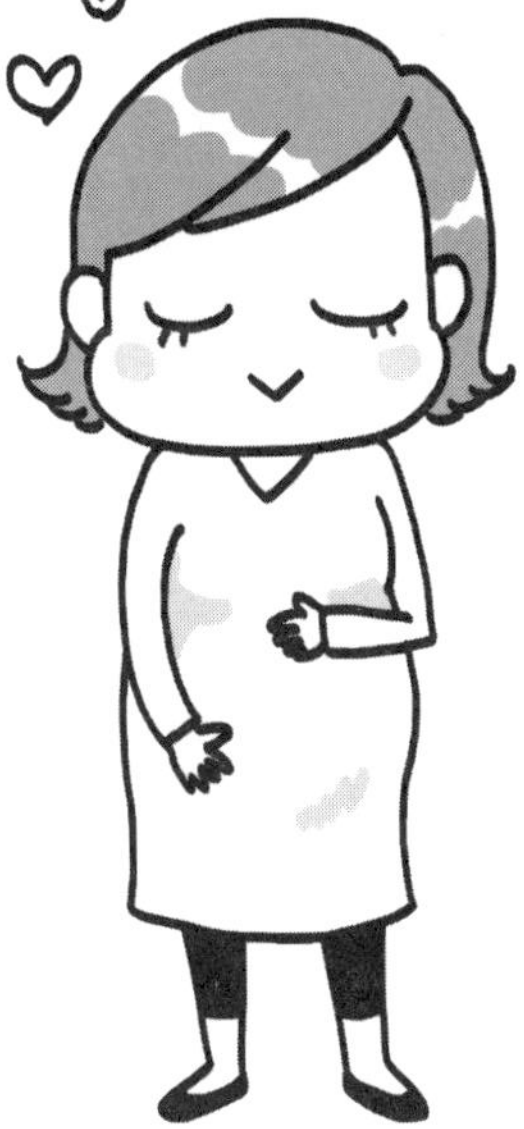

ON AIR 01

妊娠初期❶

妊娠したかも？いつ婦人科を受診すればいいですか？

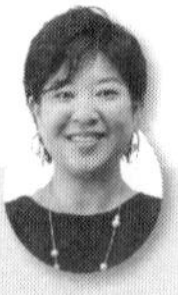

こんにちは、こはまもとこです。**やさしく解説：産婦人科のおはなし。**女性の皆さんにはとくに大切な、産科・婦人科のお話を、福岡市東区、青葉レディースクリニックの院長、小松《こまつ》一《はじめ》先生にお聞きしています。小松先生、よろしくお願いいたします。

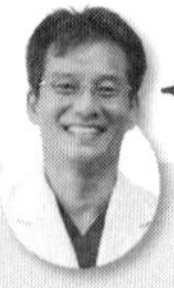

よろしくお願いします。

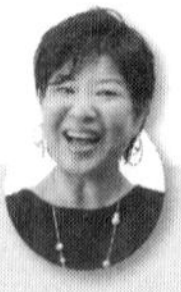

これまで、月経不順、不正出血があったら「とにかく婦人科を受診し、超音波検査や子宮頸がん検診を受けましょう」

とお聞きしました（第Ⅰ巻収録）。

妊活についても、なかなか妊娠しない人は甲状腺、糖尿病、クラミジア、風疹抗体（＊）など、調べたほうがいい検査があるとうかがいましたね。

今回はどんなお話でしょうか？

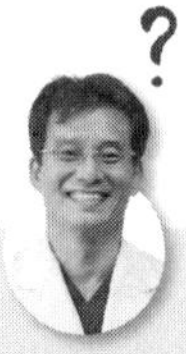

今回は、**「妊娠がわかった時に、いつ婦人科を受診すべきか」**というタイミングについてお話しします。
こはまさんが初めて妊娠した時「妊娠したかも？」と思ったのはどんなきっかけだったんですか？

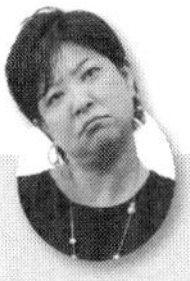

普段は大好きなはずの「揚げ物」を目の前にして、
「あんまり食べる気がしないな〜」
と思ったのがきっかけです（MEMO）。
夏だったので、最初は夏バテかと思ったんですが、何日かだるさが続き、生理も1週間ほど遅れたので、「もしかして？」と思い市販の妊娠検査薬で確認しました。

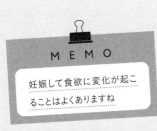

MEMO

妊娠して食欲に変化が起こることはよくありますね

妊娠反応があったので、その後、病院に行きました。

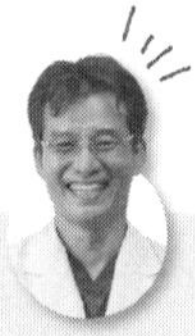

なるほど～。妊娠を疑って、市販の妊娠検査薬を試して、すぐに病院を受診したんですね。大正解です!!

まず、妊活中で、基礎体温表をつけている人についてお話しします。

通常、排卵後に低温相が高温相に移行しますが、妊娠すると連続12日間を超えても体温が下がりません。

だいたい高温相が合計20日間を超えたら、妊娠した可能性がありますので、市販の妊娠検査薬で調べてください。

基礎体温表をつけていない人はどうしたらいいですか？

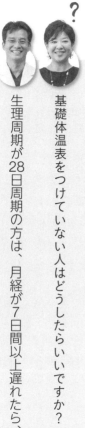

生理周期が28日周期の方は、月経が7日間以上遅れたら、

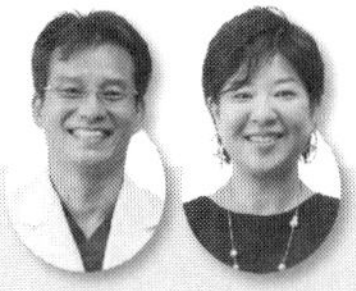

こはまさんのように、市販の薬で妊娠検査をしてください。(基礎体温表の図参照)
もし陰性なら、さらに1週間後に、
もう一度検査をしてください。
生理不順がなくても、排卵が遅れて、
生理予定日の2週間後に
妊娠が判明する場合があるからです。
生理予定日から2週間遅れて、
妊娠検査が陰性の場合は妊娠していません。
その周期は生理不順が考えられます。
病院を受診して、
生理不順の相談をしましょう。

小松先生、ありがとうございました。

ありがとうございました。

基礎体温表(月経が28日周期の場合)

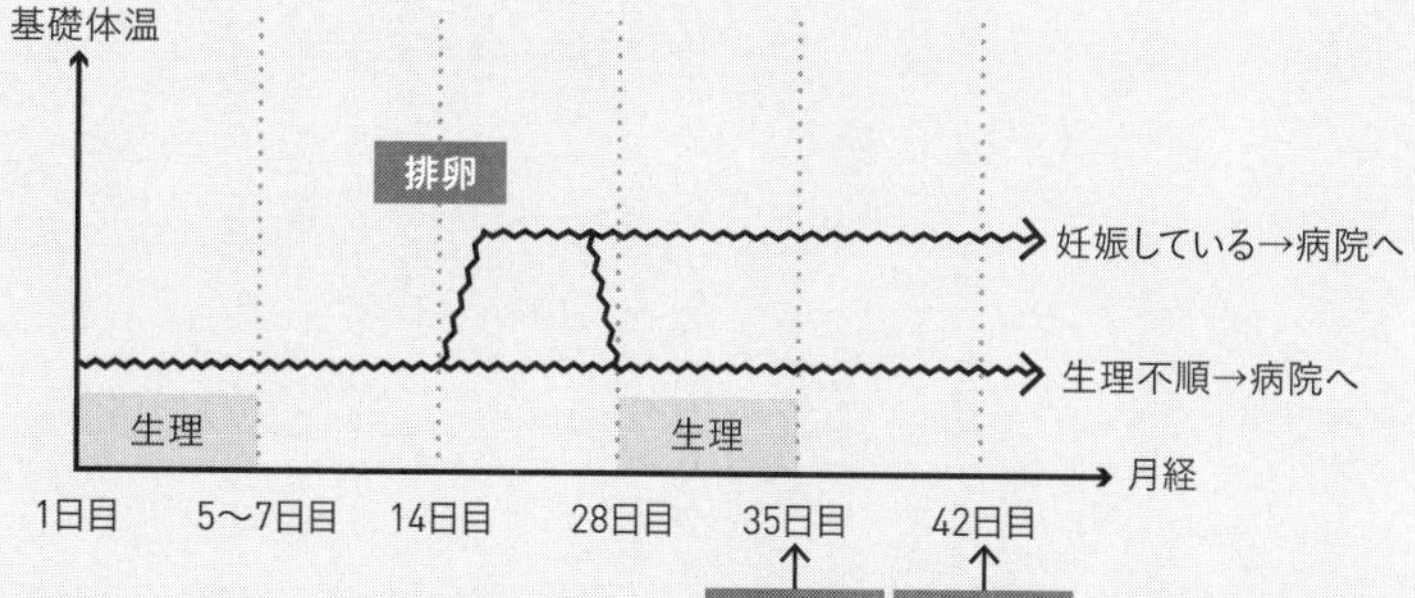

（＊）

風疹抗体：風疹は、ワクチンで予防可能なウイルス感染症です。昭和54年4月2日から、平成7年4月1日生まれの男女は予防接種率が低く、とくに昭和54年4月1日以前に生まれた男性は予防接種を受けていないため、成人になって風疹に感染する方が増えてきました。2013年に、全国で1万4000人が罹患するという、風疹の大流行があり、その後も毎年、年間100人～300人が風疹を発症し、2018年は2900人の流行がありました。妊娠20週頃までの女性が風疹ウイルスに感染すると、胎児にも風疹ウイルスが感染して、眼、耳、心臓に障害をもつ先天性風疹症候群の新生児が生まれる可能性があり、2013年は32人、2014年は9人、以降2019年は4人、2020年は1人生まれたことが報告されています。

　そこで、厚生労働省は、昭和37年度から昭和53年度生まれの男性を対象に、無料で風疹の抗体検査と予防接種が受けられるキャンペーンを実施しています。福岡県でも、妊娠希望者、妊婦・妊娠希望者の配偶者、同居者を対象に、抗体検査をすることができます。

　妊娠初期に風疹ウイルスの抗体を十分に持っていないことが判明しても、妊娠中は風疹の予防接種はできませんので、妊娠前に 風疹ワクチンを受けて、十分な抗体を獲得すること、またその妊婦の周囲にいる風疹抗体を持っていない方には一緒にワクチンを受けてもらうことが重要です。なお、予防接種後は 2か月間避妊する必要があります。くわしくは最寄りの医療機関にお尋ねください。風疹ワクチンは麻疹も一緒に予防できる麻疹風疹混合（MR）ワクチンをお勧めしています。

ON AIR 02

妊娠初期❷

妊娠の安定期に入るのはいつごろからですか？

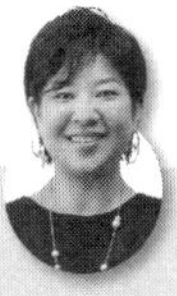

先生、前回は妊娠前に大切なこと、
たとえば、風疹の予防の大切さなどを教えていただきました。
今日からは、いよいよ妊娠してからのお話ですね。

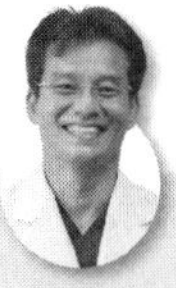

そうですね。今日から、まずは妊娠初期段階についてお話しします。

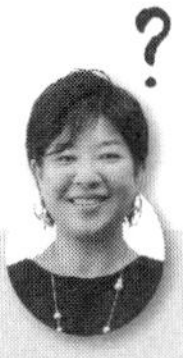

あの……、先生、基本的なことなんですが、
そもそも、妊娠初期段階っていつまでのことを言うんですか？

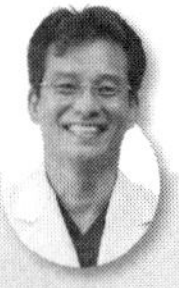

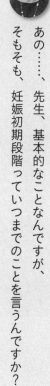

単純に、全妊娠期間の42週間を、3分割します。
最初の14週間が妊娠初期、次の14週間が妊娠中期、

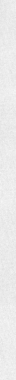

最後の14週間を妊娠後期と呼びます。

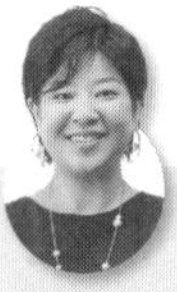

あ、そうなんですね。では、安定期はいつを指すんですか？
初期段階を過ぎた頃でしょうか？

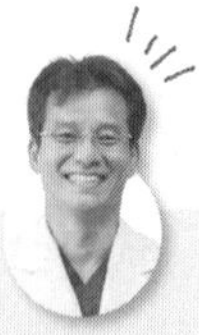

はい。安定期は胎盤が完成して、
つわりも落ち着いてくる時期のことをいいます。
だいたい、妊娠16週以降と言われていますね。
でも、**「安定期だからといって、**
流産や早産の心配がまったくないわけではありません」と
ドラマ『コウノドリ』で、綾野剛さんが言っていました(^^)。
安定期に入るまで、とくに、妊娠初期は注意が必要です。
まず、妊娠がわかったら、妊婦さんは母子健康手帳をもらいます。
また、「マタニティマーク」も配布されますので、
職場や外出時にはこれを付けて、

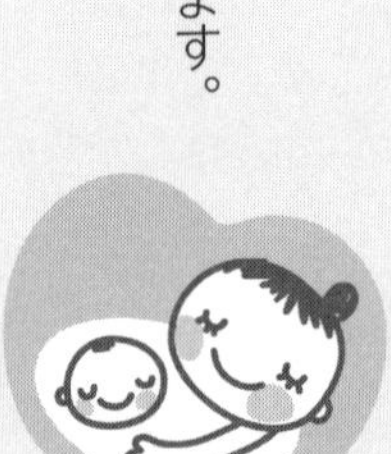

周囲の人にも気づいてもらったほうがいいと思います。

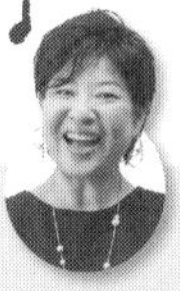

確かに、妊娠初期は、周囲からは妊娠していることがわかりにくいですからね。
マタニティマークを付けている女性の方には、
電車やバスで席を譲るなど、ちょっとした気配りができるといいですよね。

はい。通勤途中や勤務中に急に具合が悪くなったりすることもありますし、
マタニティマークが認知されてきたのは、とてもいいことだと思います。

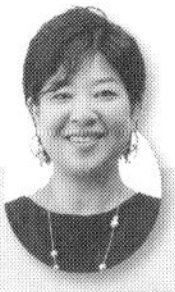

そうですね。
先生、次回も、妊娠初期に注意する点について、引き続き教えてください。
ありがとうございました。

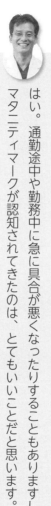

ありがとうございました。

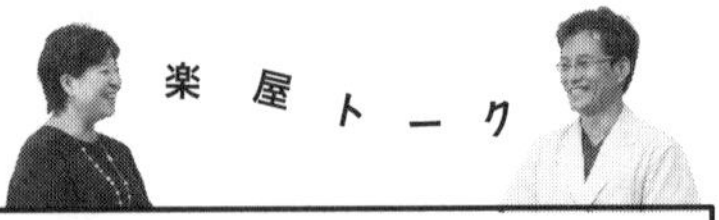

妊娠42週をすぎるとどうなるの？

こはま **先生、妊娠43週とか、妊娠44週もあるんですか？**

先生 いえ、ありません。ヒトの場合、妊娠期間は42週までと定義されています。42週以降に産まれた場合、「過期産」といいます。
一般的に、分娩予定日を過ぎると胎盤の機能が低下します。胎児に酸素や栄養が不足して、発育停止、羊水量の減少（羊水過少）、胎児機能不全を引き起こす可能性も。

MEMO

胎児機能不全＝胎児の血液循環が悪くなる、心不全と同義語です。ちなみに、胎盤は重量比で、赤ちゃんの体重の5分の1ありますが、胎盤の血液循環は赤ちゃんの小さな心臓が担っています。すごいですね。
ちなみに、世界保健機関（WHO）では「妊娠週数」と「分娩予定日」について下記のように定義しています。

- **正常妊娠持続日数 280日**
- **28日を妊娠歴の1か月と定め、妊娠持続を10か月とする**
- **7日間を1週と定め、妊娠持続を40週とする**
- **妊娠満週数で数えることとする**

ON AIR
03

妊娠初期❸

妊娠中に食べてはいけないもの、飲んではいけないもの

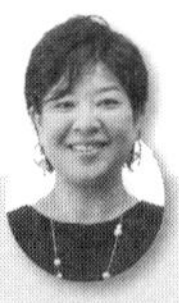

先生、〝妊娠してから気をつけること〟についてお話をしていただいています。
今週から、より具体的に、教えていただきたいと思います。
まず、基本的なことですが、
妊娠中に食べてはいけない、飲んではいけないものは何でしょうか？

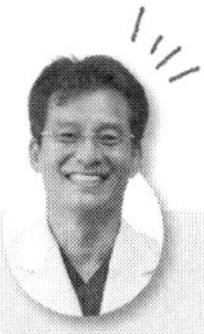

はい、アルコールやカフェイン、ポリフェノールがあります。
アルコールは以前は「少量なら大丈夫」と言われていましたが、
現在は妊娠中のどの時期でも、
たとえ少量の摂取でも、胎児に低体重・顔面を中心とする

形態異常や脳障害を引き起こす可能性（＊1）があり、
妊娠期間中の飲酒は禁止しています。

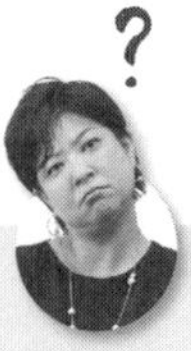

カフェインもまったくダメなんでしょうか？

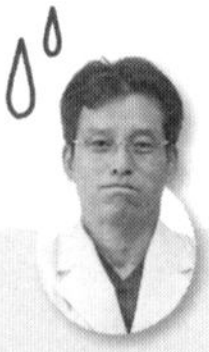

一般的に、カフェインは、過剰摂取をすると、
中枢神経系の刺激による心拍数の増加、
興奮、不安、震え、不眠症、下痢、吐き気などの
健康被害を引き起こすことが知られています。
一方、妊娠中の過剰摂取では、
流産や胎児の発育遅延をきたすことが報告されていて、
アルコール同様禁止すべきだ、という意見があります。
ただし、カフェインはアルコールと違って、緑茶、ほうじ茶、ウーロン茶、
紅茶など、麦茶以外のほとんどのお茶製品に含まれていて、
全面的に禁止することは現実的には難しいと思いますので、

コーヒーなら、カップで1日1杯程度に控えるように勧めています。

実は、最近はカフェインよりも、**コーヒーやココア、チョコレートに含まれているポリフェノール**が問題視（＊2）されています。

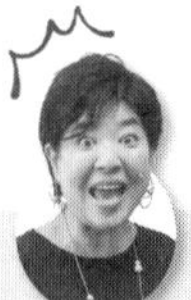

えーっ、ポリフェノールは身体にいいと聞きました。

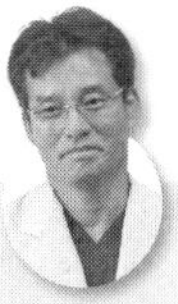

はい。ポリフェノールは植物が作り出す抗酸化物質で、細胞膜上の活性酸素を除去し、動脈硬化やコレステロール血症など生活習慣病や発がん、老化の予防に役立つと最近の健康ブームで有名になりましたが、これも、妊娠中は摂りすぎに注意しないといけません。
実は、臨月にポリフェノールを過剰摂取すると、胎児期にのみ存在する動脈管という大事な血管が閉鎖（＊3）して、心不全を起こすことがあります。
当院でも最近、「ノンカフェインで、美容と健康にいい」と毎日、ポリフェノールを多く含むルイボスティーを飲んでいた妊婦さんが、臨月に突然、胎児の心不全をきたした症例を2例経験しています。

ポリフェノールはコーヒー、チョコレート、ココア、
緑茶、抹茶、ブルーベリーなど、
多くの食品に含まれていますので、注意が必要です。
なお、ポリフェノールの胎児への影響は摂取中止後、
2週間で自然に収まりますので、
知らずに摂取していた人も過度に心配する必要はありません。

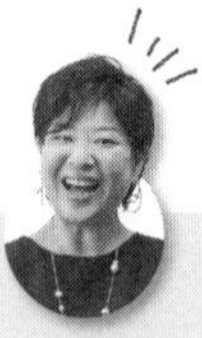

その他、何かありますか？

はい、妊娠前から、葉酸を含むマルチビタミンの摂取を勧めていますが、
ビタミンA（＊4）は催奇形性があるため、
とくに妊娠初期は摂りすぎてはいけません。
その点、妊婦用のサプリメントは安全性に配慮していますので、安心です。

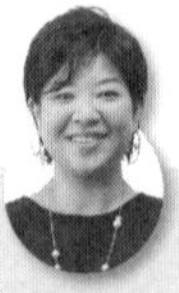

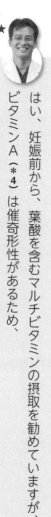

なるほど。今妊娠されている方、これからお子さんが欲しいと思っている方は

ぜひ参考にしてください。

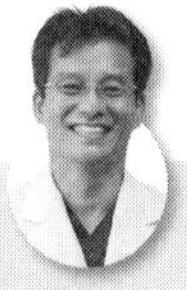

小松先生、ありがとうございました。

ありがとうございました。

(＊1)

胎児性アルコール症候群：妊娠中のアルコールは流産、早産、顔面の形態異常や脳萎縮、発育不全、妊婦のうつ症状の悪化など様々な疾患と関連することが報告されています。最近ではＡＤＨＤ(注意欠如・多動症)や自閉スペクトラムなど神経発達障害にも関連していると言われ、胎児性アルコール・スペクトラム障害(ＦＡＳＤ)と表現されることもあります。飲酒は摂取量や摂取時期に関係なく、胎児に不可逆的な悪影響を及ぼしますので、ご注意ください。

(＊2)

ポリフェノール：ポリフェノールはトマトのリコピン、大豆イソフラボンや緑茶のカテキンなどのフラボノイド、ココアのカカオポリフェノール、など５０００種類あると言われています。すべてを排除することはできませんが、特定のハーブティーや紅茶など、ポリフェノールが多く含まれる嗜好品の摂りすぎには注意する必要があります。

(参考)カフェインとポリフェノールの含有量

カフェインは１００㎖あたり、コーヒー60㎎、紅茶30㎎、煎茶・ウーロン茶20㎎、麦茶０㎎含まれています。

一方、ポリフェノールは１００㎖あたり、コーヒー２００㎎、緑茶１１５㎎、紅茶96㎎、トマト・野菜ジュース69㎎、ごぼう45㎎、ウーロン茶39㎎、麦茶９㎎含まれています。

（＊3）

胎児の動脈管早期閉鎖：胎児は肺呼吸をしていないので、大動脈と肺動脈を繋ぐ動脈管という血管が存在します。肺動脈の血流は左右の肺に流れずに動脈管を介して大動脈へ流れています。この動脈管は出生後、呼吸を開始すると速やかに閉鎖し、左右の肺動脈へ血流が流れるようになり、肺呼吸を促します。妊娠後期は閉鎖しやすい状況にあり、解熱・鎮痛・抗炎症薬のインドメタシン、ジクロフェナクナトリウム、アスピリンは胎児の腎血流を減少させ、羊水過少を引き起こすことが知られていますが、胎児の動脈管を閉鎖させる恐れがあります。これを「胎児の動脈管早期閉鎖」といい、心不全を引き起こします。妊娠後期になると腰痛を訴える患者さんが増えますが、内服だけでなく、湿布も控えてくださいね。

ちなみに、早産児や低出生体重児では、この動脈管が生後閉鎖しない傾向があり、動脈管開存症と言われ、肺高血圧や心不全をきたすため、前述のインドメタシンを投与します。閉鎖しない場合は外科的な閉鎖手術が必要となります。

（＊4）

ビタミンA：動物性食品に含まれるレチノールと植物性食品に含まれるβカロテンがあります。人参、かぼちゃなど植物性由来のβカロテンは問題ありませんが、動物性由来のレチノールは妊娠初期（妊娠3か月頃まで）に過剰摂取すると胎児に奇形が起きやすくなると言われています。一般的なサプリメントにはこのレチノールが配合されていることも多く注意が必要ですが、妊婦用のサプリメントは配慮していますので、安心してOK！

厚生労働省の基準は、妊婦のビタミンA（レチノール）の必要量は2000IU（600μg）〜上限5000IU（1500μg）です。ちなみに、身近な食品では100gあたり、うなぎ蒲焼き1500μg、うなぎ（肝）4400μg、豚レバー13000μg、鶏レバー14000μgです。鉄分が多いからとレバーをたくさん摂取するお母さんもいますが、摂りすぎは禁物です。

ON AIR
04

妊娠初期❹

妊娠中の食事、受動喫煙、悩みますよね…

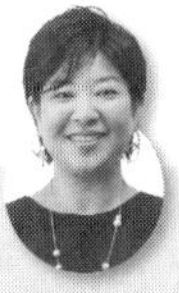

こんにちは、こはまもとこです。
小松先生、よろしくお願いいたします。

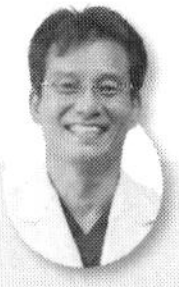

よろしくお願いします。

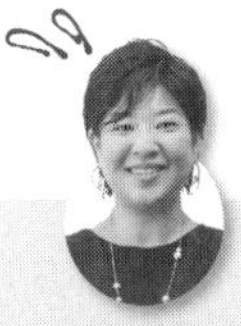

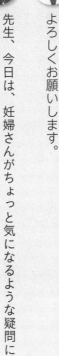

先生、今日は、妊婦さんがちょっと気になるような疑問についてお答えいただきたいと思います。

まずは、妊娠中の食事に関しての質問です。

牛乳や卵を妊娠中に摂りすぎると赤ちゃんがアレルギー体質になるというようなことを

聞いたことがあるんですが、本当でしょうか？
やはり制限したほうがいいでしょうか？

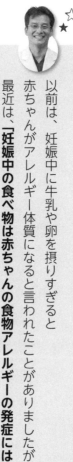

以前は、妊娠中に牛乳や卵を摂りすぎると
赤ちゃんがアレルギー体質になると言われたことがありましたが、
最近は、**「妊娠中の食べ物は赤ちゃんの食物アレルギーの発症には
影響しない」**というのが定説です。
アレルギーに関しては、食べ物だけではなく、
遺伝的な要素や赤ちゃんが生まれてからの
生活環境などが影響していると言われています。
牛乳や卵には妊娠中に必要な
タンパク質やカルシウム、鉄分も豊富に含まれています。
自己判断で摂取量を制限しないで、
不安なことはかかりつけのお医者さんに相談してください。

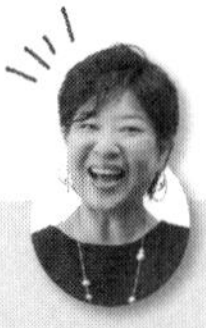

わかりました！
あと、妊娠中の喫煙はもちろんＮＧだと思いますが、
自分は吸わなくても、たとえば受動喫煙してしまう時もあると思うんです。
そういった受動喫煙、間接喫煙も、
もちろん、お腹の赤ちゃんにはよくないですよね。

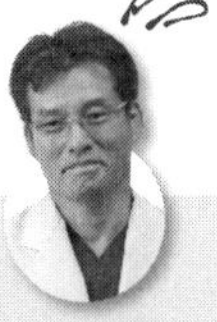

はい、妊娠中の喫煙は早産、
低出生体重児の分娩など多数の害が報告されています。
ところで、**受動喫煙で問題視されている、たばこの副流煙には**
主流煙よりはるかに高い濃度の有害物質が含まれている
ことは皆さんご存じですよね？
だから、受動喫煙もやっぱりよくないです。
２０２０年４月から改正健康増進法が完全施行され、
以前より、喫煙場所設置の条件が厳しくなりましたが、
職場などで喫煙する人が周りにいる場合、
環境改善をお願いしてみましょう。

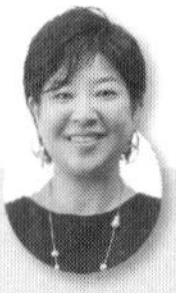

そうですね。
ぜひ周囲の人も協力してほしいと思います。
小松先生、ありがとうございました。

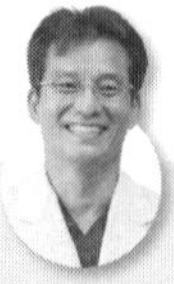

ありがとうございました。

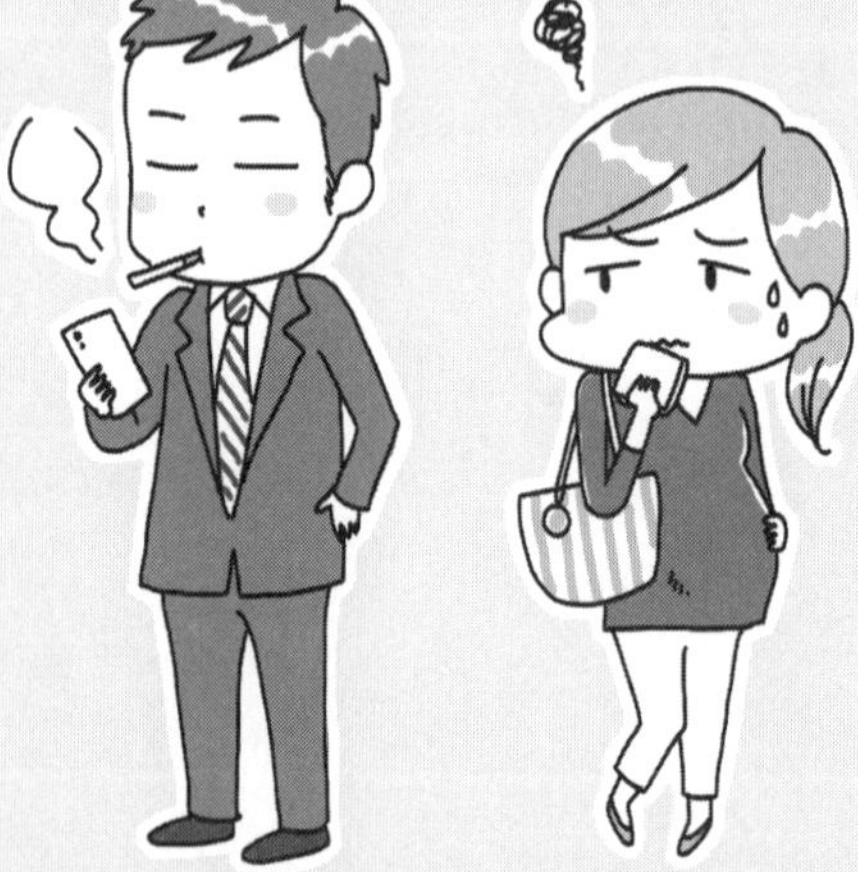

ON AIR
05

妊娠初期❺

妊娠中に、お薬を飲んではダメですか？

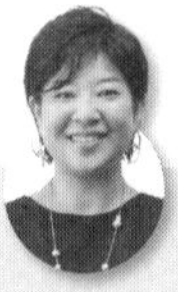

小松先生、よろしくお願いいたします。

よろしくお願いします。

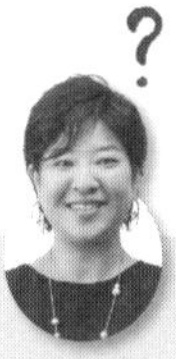

さて、〝妊娠してから気をつけること〟についてお話をしていただいています。
今回は薬についてお話をお聞きしたいです。
自分が風邪をひいてしまったりして、
妊娠中に風邪薬や、頭痛薬などを服用するのも、
もちろんよくないんでしょうか？

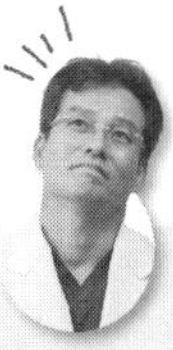

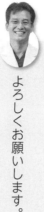

妊娠中の薬については、妊娠に気づかないまま、

風邪薬や鎮痛剤を飲んでしまった、
持病の薬を飲んでいるけど、大丈夫ですか？　といった質問を
患者さんや周りの医療機関から、とてもよく相談を受けます。
医薬品には薬の用法用量、注意事項を詳細に記載した添付文書がありますが、
多くの医薬品は「妊娠中や授乳中は内服禁忌」、
あるいは「安全性が確立していないので、治療上の有益性が危険を上回ると判断される場合にのみ投与すること」という曖昧《あいまい》な表現のため、
患者さんや他科のドクターが内服していいのか、
悩むのも致し方ないと思います。

一般的に、妊娠4週〜12週未満の、いわゆる胎児の器官形成期は
形態異常発生に最も重要な時期、とくに、妊娠8週までは
大きな形態異常が発生する可能性がありますので、
どんなお薬でも控えてください。
でも、もし妊娠中と知らずに服用したとしても、

向精神薬、抗てんかん薬など胎児に形態異常を発生させるような**一部の薬を除き、多くの医薬品は胎児に影響はないので、過剰な心配する必要はありません。**

とはいえ、妊娠が判明したら、慎重に内服しましょう。

最近は一部のウェブサイトに、薬の安全情報がかなりくわしく載っていますが、わからない時はかかりつけの産婦人科医に相談しましょう。

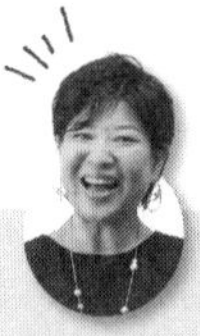

なるほど。今妊娠されている方、これからお子さんが欲しいと思っている方はぜひ参考にしてください。

小松先生、ありがとうございました。

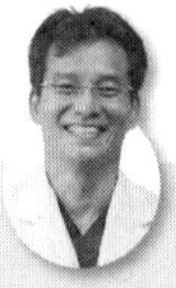

ありがとうございました。

ON AIR 06

妊娠初期❻

妊娠中って、運動したほうがいい？しないほうがいい？

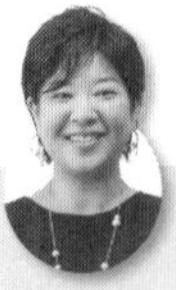

今日は、妊娠中の運動について、教えていただきたいと思います。
妊娠中、運動ってしたほうがいいんですか？

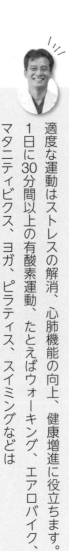

適度な運動はストレスの解消、心肺機能の向上、健康増進に役立ちます。1日に30分間以上の有酸素運動、たとえばウォーキング、エアロバイク、マタニティビクス、ヨガ、ピラティス、スイミングなどは週に数回するほうが健康にいいと言われています。
妊娠すると体重増加や姿勢の変化（身体の重心が前方に移動）を伴うので、**アンバランスな種目**（体操、乗馬、ウェイトトレーニング、スキー、

スケート、ハンググライダー、スキューバダイビングなど）や、
人とコンタクトする種目（レスリング、サッカーなど）、
競技性の強いスポーツは禁止されています。

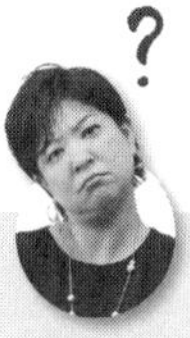

それから、自転車や、自動車の運転はどうでしょうか？
自動車の運転をする場合、妊娠中でもシートベルトはもちろん締めますよね？

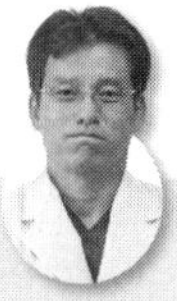

自転車は不安定なので、なるべく避けてほしいとは思いますが、
自転車がないと不便な地域にお住まいの方や、
昨今は密を避けるために、
公共交通機関の利用を控えている方も多いと思いますので、
自転車の利用は仕方がないと思います。
とにかく転ばないように注意してください。
自動車の運転は、理由はわかりませんが、
妊婦は交通事故に遭遇しやすいというカナダの報告があるようですので、
安全運転を心がけてください。

なお、シートベルトは普通の
3点式シートベルトで結構ですが、
子宮を避けるように、
肩と腰で、身体を固定してください。

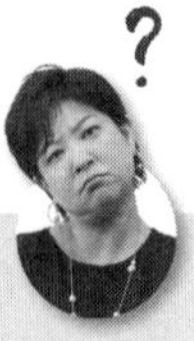

飛行機はどうでしょうか？
赤ちゃんが生まれると、
なかなか旅行なども行けないので、
生まれる前に旅行に行きたい
という方もいらっしゃると思うんですが。
妊娠中、乗らないほうがいい期間など
ありますか？

安定期に入れば、飛行機は大丈夫です。
妊娠初期は胎児の心拍が確認できて、

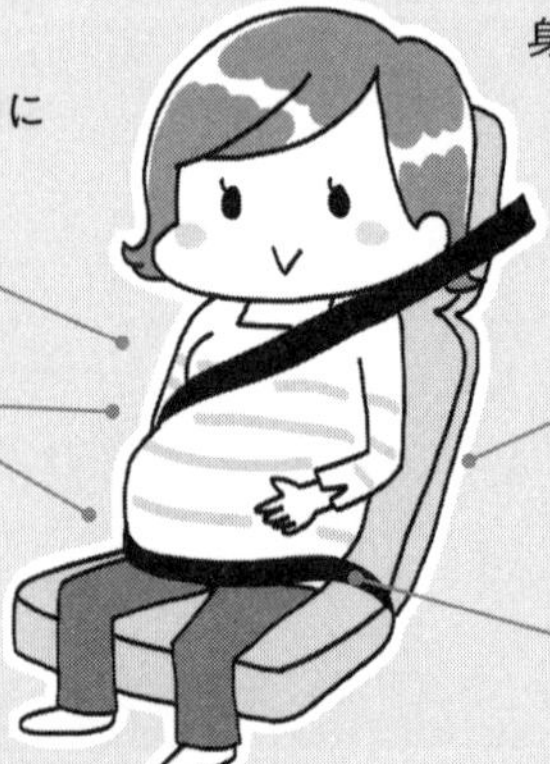
肩から胸の間を通し、
腹部を避けて
身体の側面に通す
ねじれないように
シートは倒さず
深く腰かける
肩ベルト、
腰ベルト
共に着用する
腰骨のできるだけ
低い位置で
しっかり締める

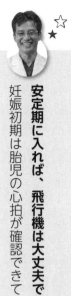

出血や子宮収縮など流産徴候がなく、
つわりもひどくなければ大丈夫です。
臨月に入ってから、飛行機で里帰りすることはないと思いますが、
やむをえず、法事などで帰省しないといけない場合もあります。
通常、分娩予定日の28日前に入ると医師の診断書が必要となりますので、
ご利用予定の航空会社にご確認ください。

コロナ禍以前は、海外旅行の相談を受けていましたが、
もしもの時のために加入している海外旅行傷害保険は
妊娠や出産に起因する病気の治療費は保険の対象外となるケースが多いと
聞きますので、海外旅行は控えたほうがいいでしょう。
ちなみに、2歳までの幼児はお父さんやお母さんの膝上に乗るなら、
航空運賃が無料と聞きますので、
産まれてから旅行することも検討してみてはいかがでしょうか。
なお、飛行機に限らず、旅行先で出血や破水をすると大変なんです。
時間に余裕を持って、旅行計画を立て、早めに主治医に相談しましょう。

なるほど〜、産まれてから行けばいいんですね。

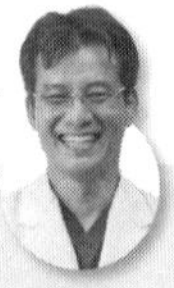

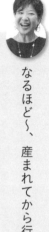

はい、私も妻が長男を妊娠した時は、安定期に北海道へ、海外旅行は長女が2歳の時にワシントンの国際学会へ連れて行きました。ただし、妊娠中は精神的に不安定になりやすいので、なんでもかんでも禁止することはよくないです。適度に運動したり、近場の温泉施設などへの小旅行を楽しむことはとても大切ですね。

なるほど。小松先生、ありがとうございました。

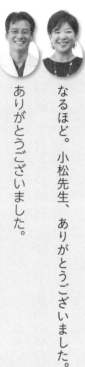

ありがとうございました。

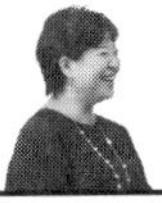

楽屋トーク

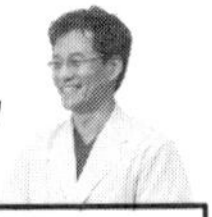

大好きなアーティストのチケットが取れた時は…

こはま **先生、アーティストのコンサートは行っても大丈夫なのでしょうか？**

先生 以前は「今度、コンサートのチケットが取れました。行ってもいいですか？」といった質問がよくありました。
「飛んだり、跳ねたりしなければ大丈夫」と答えていましたが、最近はコンサートに関する質問はめっきりなくなりました。コロナ禍の影響からか、寂しいものですね。

旅先で破水することもあります

こはま **旅行に行きたいという悩みも多いようです…。**

先生 数年前、妊娠後期に入って遠出をした際、破水をしたという方が二人続いたことがありました。

おひとりは山口県岩国市を旅行中に破水し、近隣の産婦人科を探しましたが、診てくれる病院がなく、ご主人が運転して、夜中にとんぼ帰りされ、そのまま入院しました。

もうひとりは菊池渓谷に出掛けましたが、夕食後に破水して、近くの産婦人科を受診し、破水と診断されたものの、入院させてもらえず、ご主人は飲酒していたため、代行運転で当院に戻って入院しました。

お二人とも、その後、自然に陣痛が始まって、無事に出産しましたが、破水はいつ起きるかわかりません。十分注意して、旅行の計画を立てましょう。

ON AIR 07

妊娠初期❼

妊娠初期のつわり、どうしたらいいですか？

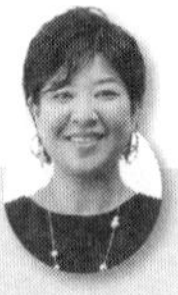

これまでに小松先生には妊娠初期に気をつけること、食べ物、薬、運動についてお話をお聞きしました。
今週は、つわりについてお尋ねします。
私の場合は、朝起きた時に吐き気がしました。
とくに、朝の生放送を毎日担当していたので、朝の吐き気はつらく、放送中もたくさん水を飲んでいました。

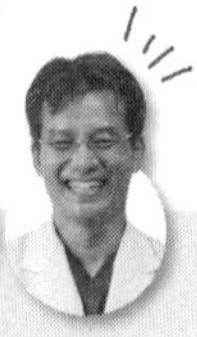

がんばりましたね。

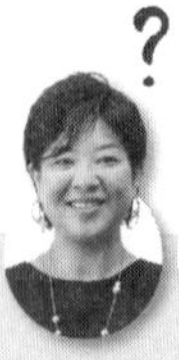

ちなみに、つわりって、だいたいいつ頃、現れるものなんですか？

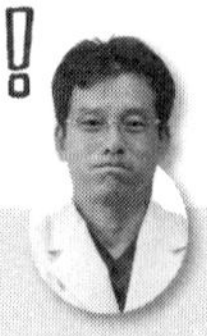

早い人で、妊娠5週から始まります。

胃がムカムカして気持ちが悪くなって、吐いてしまったり、食欲がなくなったり、食べ物の好みが変わったりします。
逆に、何か食べていないと気持ちが悪いという人もいますし、においに敏感になる、だるい、眠いなど、症状は様々です。
ほとんどが妊娠16週ごろまでには治りますが、妊娠20週ごろまで続く方もいます。

つわりの時には、とにかく口に合うものを少しずつ食べましょう。

生姜やミントを使ったり、食べるものを冷やしたりする工夫をしてみてください。
とにかく脱水症状にならないように、塩分と水分を摂ることが大切です。
最近は、熱中症の治療で有名になった経口補水液（OS－1やスポーツ飲料ではないほうのアクエリアス）を勧めています。

重要なことは、**「つわりはれっきとした病気だ」**ということを本人だけでなく、周りの方も理解することです。

体重が妊娠前と比べて5％以上減った、1日10回以上吐くなど…、
ひどいつわりでは甲状腺機能亢進症が見つかったり、
肝機能障害をきたすこともあります。
そういった人には主治医に相談して、
精密検査や治療を受けることを勧めています。

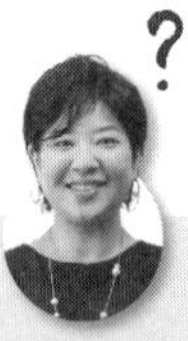

そうなんですね。
つわりを緩和させる方法などはありますか？

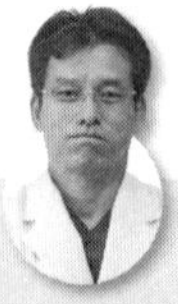

軽い場合は漢方薬（小半夏加茯苓湯《しょうはんげかぶくりょうとう》、半夏厚朴湯《はんげこうぼくとう》）や葉酸、
ビタミンB６剤などの摂取を、
ひどい場合は通院あるいは入院して、毎日の点滴を勧めています。
つわりはなぜか2人目以降の妊娠に酷くなることが多くて、
おそらく育児の疲れや不安などが原因だと思いますが、
思い切って、実家に帰省したり、安静入院をするといいこともあります。

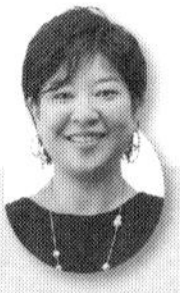

つわりはその症状も、期間も人それぞれということですが、
やはりひどい時は、ちゃんと病院に相談に行ったほうがいいんですね。

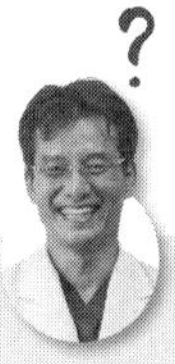

ところで、こはまさんは、妊娠した時、いつ頃産休を取られましたか？

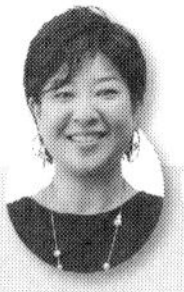

1か月前からです。

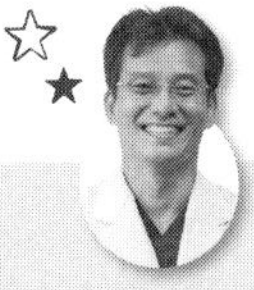

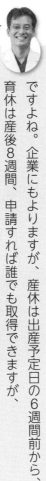

ですよね。企業にもよりますが、産休は出産予定日の6週間前から、
育休は産後8週間、申請すれば誰でも取得できますが、
つわりは気づかれにくく、具合もどの程度ひどいのか、
周りの人からはわかりにくいので、
休みにくく、働かざるを得ないという状況が多いと思われます。
実はこうした勤務環境を改善するため、
現在では「母性健康管理指導事項連絡カード」
という連絡票があり、事業主の方はこの連絡票の記載内容に応じた
適切な措置を講じる必要があります。

休むまではないけれど、仕事の負担を軽くしたいといった場合には
勤務時間の短縮や通勤緩和の措置が有効だと思います。
いろんな対策方法が考えられますので、かかりつけ医にもぜひご相談ください。
連絡票は母子健康手帳の巻末に小さい文字で
記載されていますので、探してみてください。

あっ、**母子健康手帳はぜひ隅から隅まで、眼を通してくださいね！**
困った時に役立つことがたくさん書いてありますので、
参考になると思います。

次回からは、妊娠中期についてお話したいと思います。

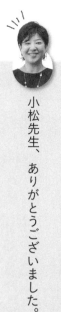

小松先生、ありがとうございました。

母性健康管理指導事項連絡カード

年　月　日

事業主 殿

医療機関等名 ------------------------------

医師等氏名 ------------------------------

下記の1の者は、健康診査及び保健指導の結果、下記2〜4の措置を講ずることが必要であると認めます。

記

1. 氏名 等

氏名		妊娠週数	週	分娩予定日	年　月　日

2. 指導事項

症状等(該当する症状等を○で囲んでください。)

措置が必要となる症状等
つわり、妊娠悪阻《おそ》、貧血、めまい・立ちくらみ、腹部緊満感、子宮収縮、腹痛、性器出血、腰痛、痔、静脈瘤《りゅう》、浮腫《ふしゅ》、手や手首の痛み、頻尿、排尿時痛、残尿感、全身倦怠感、動悸、頭痛、血圧の上昇、蛋《たん》白尿、妊娠糖尿病、赤ちゃん(胎児)が週数に比べ小さい、多胎妊娠(　　胎)、産後体調が悪い、妊娠中・産後の不安・不眠・落ち着かないなど、合併症等(　　　　　)

指導事項(該当する指導事項欄に○を付けてください。)

標準措置			指導事項
休業	入院加療		
	自宅療養		
勤務時間の短縮			
作業の制限	身体的負担の大きい作業(注)		
		長時間の立作業	
		同一姿勢を強制される作業	
		腰に負担のかかる作業	
		寒い場所での作業	
		長時間作業場を離れることのできない作業	
	ストレス・緊張を多く感じる作業		

(注) 「身体的負担の大きい作業」のうち、特定の作業について制限の必要がある場合には、指導事項欄に○を付けた上で、具体的な作業を○で囲んでください。

標準措置に関する具体的内容、標準措置以外の必要な措置等の特記事項

3. 上記2の措置が必要な期間

(当面の予定期間に○を付けてください。)

1週間(　月　日〜　月　日)	
2週間(　月　日〜　月　日)	
4週間(　月　日〜　月　日)	
その他(　月　日〜　月　日)	

4. その他の指導事項

(措置が必要である場合は○を付けてください。)

妊娠中の通勤緩和の措置(在宅勤務を含む。)	
妊娠中の休憩に関する措置	

指導事項を守るための措置申請書

年　月　日

上記のとおり、医師等の指導事項に基づく措置を申請します。

所属 ------------------------------

氏名 ------------------------------

事業主 殿

この様式の「母性健康管理指導事項連絡カード」の欄には医師等が、また、「指導事項を守るための措置申請書」の欄には女性労働者が記入してください。

	間の短縮、身体的負担の大きい作業(長時間作業場を離れることので いがきつい・換気が悪い・高温多湿などのつわり症状を増悪させる環 通勤緩和、休憩の配慮　など
	負担の大きい作業(高所や不安定な足場での作業)の制限、ストレス・ 制限、通勤緩和、休憩の配慮　など
	)、勤務時間の短縮、身体的負担の大きい作業(長時間の立作業、同 、長時間作業場所を離れることのできない作業)の制限、通勤緩和、休
	に応じた主治医等からの具体的な措置　など
	に応じた主治医等からの具体的な措置　など
	に負担の大きい作業(長時間の立作業、同一姿勢を強制される作業、 の制限　など
	(長時間の立作業、同一姿勢を強制される作業)の制限、休憩の配慮
	負担の大きい作業(長時間の立作業、同一姿勢を強制される作業)の
	負担の大きい作業(長時間の立作業、同一姿勢を強制される作業)の
	(同一姿勢を強制される作業)の制限、休憩の配慮　など
	)、身体的負担の大きい作業(寒い場所での作業、長時間作業場を離 の制限、休憩の配慮　など
	)、勤務時間の短縮、身体的負担の大きい作業の制限、休憩の配慮、 からの具体的な措置　など
	)、身体的負担の大きい作業の制限、疾患名に応じた主治医等から
頭痛	休業(入院加療・自宅療養)、身体的負担の大きい作業の制限、疾患名に応じた主治医等からの具体的な措置　など
血圧の上昇	休業(入院加療・自宅療養)、勤務時間の短縮、身体的負担の大きい作業の制限、ストレス・緊張を多く感じる作業の制限、疾患名に応じた主治医等からの具体的な措置　など
蛋白尿	休業(入院加療・自宅療養)、勤務時間の短縮、身体的負担の大きい作業の制限、ストレス・緊張を多く感じる作業の制限　など
妊娠糖尿病	休業(入院加療・自宅療養)、疾患名に応じた主治医等からの具体的な措置(インスリン治療中等への配慮)　など
赤ちゃん(胎児)が週数に比べ小さい	休業(入院加療・自宅療養)、勤務時間の短縮、身体的負担の大きい作業の制限、ストレス・緊張を多く感じる作業の制限、通勤緩和、休憩の配慮　など
多胎妊娠(　　胎)	休業(入院加療・自宅療養)、勤務時間の短縮、身体的負担の大きい作業の制限、ストレス・緊張を多く感じる作業の制限、通勤緩和、休憩の配慮　など
産後体調が悪い	休業(自宅療養)、勤務時間の短縮、身体的負担の大きい作業の制限、ストレス・緊張を多く感じる作業の制限、通勤緩和、休憩の配慮　など
妊娠中・産後の不安・不眠・落ち着かないなど	休業(入院加療・自宅療養)、勤務時間の短縮、ストレス・緊張を多く感じる作業の制限、通勤緩和、休憩の配慮　など
合併症等(自由記載)	疾患名に応じた主治医等からの具体的な措置、もしくは上記の症状名等から参照できる措置　など

Q 初めて産科に行く時、どんなことに注意したらいいですか？服装、メイク、持ち物、準備することは？

A

第1巻の「婦人科を受診する時」でもお話ししたのですが、服装については、スカートでも、パンツでもどちらでも結構です。内診室内には、着替えるスペースがあり、バスタオルも用意してありますから、どんな服装でもかまいません。

メイクもとくに制限はありません。が、メイクが濃いと貧血があるかどうか、顔色で判断できないので、気づかれにくいかもしれませんね。香水についてはつわりの方もいらっしゃるので、極力避けてほしいと思います。ネイルは流産手術や帝王切開術の際に酸素飽和度が測定できないので、お控えください。

子宮頸がん検診は直近1年以内に受けてない方、以前に異常を指摘されたことがある方は初診時に実施します。ごく少量の出血を伴うことがありますので、昼用のナプキンを持参してください。

問診では、最後の月経はいつだったのか、出血はあったのか、腹痛はあったのか、いつから、いつまであったのか、今もあるのかなどお尋ねしますので、メモなどあればぜひ持参してください。産科の初診料は子宮頸がん検診、超音波検査、尿検査を行って、概ね6300円です。

Q

髪型もおしゃれしたいです！パーマやカラーリングをしても大丈夫？

A

この質問はよく受けますが、大丈夫です。お腹が大きくなると、長時間同じ姿勢でいると気分が悪くなることがありますので、ご注意ください。

Q

妊娠してから、夫から「イライラしてるね」と言われることが多くなりました。妊婦ってイライラするものですか？

A

難しい質問ですね…。医学的に考察すると、月経前にイライラしたり、浮腫《むく》んだり、調子が悪くなる月経前緊張症候群（PMS）は排卵後に分泌される黄体ホルモンが原因と言われていますが、実は妊娠中も卵胞ホルモンと同様に黄体ホルモンは増えていきますので、もしかしたら、この黄体ホルモンの影響で、イライラするかもしれません。でも、妊婦さんがみんなイライラしているかというとそうでもなくて、穏やかな妊婦さんも大勢いるので、正解ではないかもしれません。

冷静に考えると、妊娠すると家事、育児の「日常業務」に加えて、つわりで痩せたり、太ったり、今まで経験したことがないような劇的な体調の変化を体験して、驚愕しますよね。初めての出産では準備や「無事に産めるのだろうか？」「陣痛に耐えられるのだろうか？」と心配したり、上のお子さんがいる場合は「母や夫に、きちんと世話をしてもらえるのだろうか」「赤ちゃん返りをしないだろうか」と毎日、漠然とした不安に襲われます。さらに、ご夫婦によってはもともとギスギスした関係だったりすると、「どうして私をわかってくれないの！」とイライラして、感情が爆発してしまうことは容易に想像できます。困ったことに、妊娠中に判明した夫婦間のすれ違いは、育児の時にもっと大きくなる可能性があります。

ここは冷静に考えて、イライラしてると言われたら、「あ、ごめんね。どんなところが悪かった？」と聞くなど「今日は体調がとても悪いから、仕事帰りに申し訳ないけど、手伝って～」と正直に甘えてみてはいかがでしょうか？　お互いに、直感的に惹かれ合うところがあって、尊敬するところがあって、相性がいいから結婚して、赤ちゃんを授かったと思いますので、夫婦の会話を増やすなど努力して、解決してみてはいかがでしょうか？

Q

初診ではどんなことをするのですか？

A

詳細な問診、子宮頸がん検診、超音波検査、尿検査などです。

妊娠10週くらいまでは子宮の中の胎嚢、胎児が小さくて、お腹からの超音波検査では見えないので、膣からの超音波検査を実施します。

もし、妊娠6週になっても、子宮内の胎嚢、胎児が見えない場合は異所性妊娠が疑われますので、尿検査で、妊娠特有のｈＣＧホルモン、ヒト絨毛性ゴナドトロピンの精密定量検査をします。受付した際、検尿コップを受け取って、待ち時間の間に、検尿コップに尿を溜めて、診察をお待ちください。

Q

出産する病院って、どうやって決めるの？

A

決め方はいろいろあると思います。決め手としては里帰り分娩をするかどうか、上のお子様がいるかどうか、夫の協力があるかどうか、夫が分娩の立ち会いを希望するかどうか、などです。

初めから、里帰り分娩をする予定なら、妊娠安定期になって、いつ頃受診すべきか、里帰り先の病院に問い合わせをしたほうがいいでしょう。とくに関東地方の公的病院や人気のある産院では月間の分娩予約数を制限している病院もあるため、早めに問い合わせましょう（ただし、現在はコロナ禍で分娩数が減少して、制限を解除している病院が多く、焦らなくてもいいはずです……）。

上のお子様がいてまだ小さい場合、親御さんに面倒をみてもらうために、里帰り分娩をされる方が多いです。お子様が大きい場合は幼稚園や学校を休めないという理由で、通院中の病院で産むことが多いです。

また、切迫早産や子宮内発育遅延で、自宅安静が必要と言われ、お子様の面倒がみられない、夫の帰りが遅くて、手伝ってもらえないなどの場合、一時的に実家に帰省される方もいらっしゃいます。

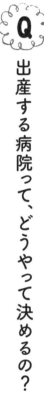

夫が立ち会い分娩を希望する場合は、予定帝王切開分娩や計画分娩を除き、とくに遠方に住んでいるといつ産まれるかわからないので分娩の立ち会いが難しく、やはり通院中の病院で分娩されることが多いです。現在はコロナ禍もあって、分娩中の動画を送信されているご夫婦もいますので、話し合ってみてはいかがでしょうか？

Q 高齢出産で不安です。どんなリスクが考えられますか？

A

厚生労働省の報告では、2018年の平均初産年齢は30・7歳で、35歳以上で出産する女性は年々増加しています。高齢妊娠のリスクは胎児因子で考えると流産、染色体異常、母体因子で考えると妊娠高血圧症（P162）、妊娠糖尿病（P221）、吸引分娩や緊急帝王切開分娩の可能性が高くなります。安全な出産を目指して、「妊娠リスクスコア」という指標が作られていますが、4点以上はハイリスク群に分類され、高次医療施設における妊娠分娩管理を推奨されます。実は40歳以上の妊娠は妊娠した時点で5点となるので、すでにハイリスクとなってしまいます。

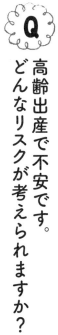

当院で経験した最高齢の妊婦さんは46歳の経産婦さんです。途中、急性膵炎になって心配しましたが、高次病院で入院治療（絶食、点滴、投薬）を受けて、無事に退院され、当院で正期産、自然頭位経腟分娩となりました。

医療は不確実要素が多く、「絶対に大丈夫」とは言えません。検査や手術の際には万一の時の事故や合併症を詳細に記載した同意書にサインを求められると思います。とくに産科領域では高齢妊娠に限らず、妊娠出産にはトラブルは付き物です。しかし、前もって、危険を予測し、対処方法をシミュレーションしていれば、十分安全に診療ができると考えています。ほかにも、若年妊娠と比較すると、経済的には余裕があると思いますし、「高齢妊娠、高齢出産はハイリスク」と一律に捉えないほうがいいのではないでしょうか？

第2章

赤ちゃんのために、やっておきたいこと

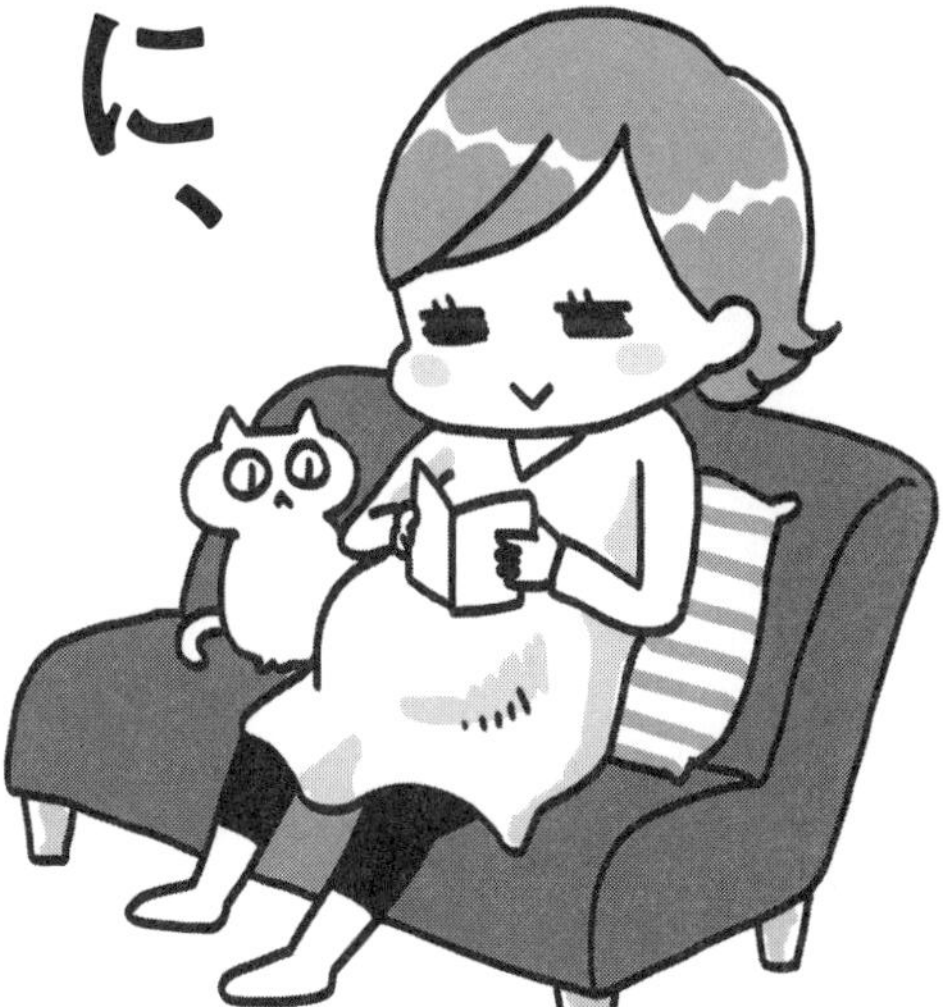

ON AIR 08

母子健康手帳❶

母子健康手帳は、赤ちゃんとの最初のお手紙

こんにちは、こはまもとこです。
小松先生、今日もよろしくお願いいたします。

よろしくお願いします。

先生、今日は、母子手帳についてのお話ということですね。

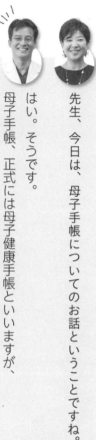

はい。そうです。
母子手帳、正式には母子健康手帳といいますが、この中には、妊婦さん、お母さんにとって

とても大切なことが書かれています。
でも、活用されていない方が案外多いので、
改めて母子健康手帳についてお話ししたいと思います。

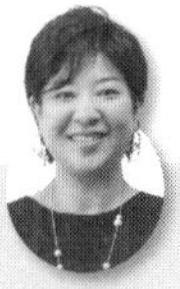

よろしくお願いします。

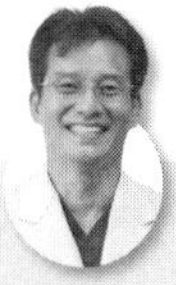

今日は、最新の母子健康手帳を持ってきました（写真）。
まず、母子保健法第15条によれば、
妊娠した者は速やかに、
市町村長に妊娠の届出をしないといけません（P62）。
一方、市町村自治体はその届出を受けて、
母子健康手帳を交付する決まりになっています（母子保健法第16条1項）。
なお、居住地ではなく、住民票に記載の市区町村役場で交付を受けてください。
福岡市にお住まいの場合は、各区の保健福祉センターで交付されます。

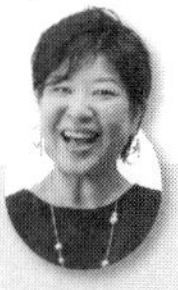

ということは、妊娠がわかったら、

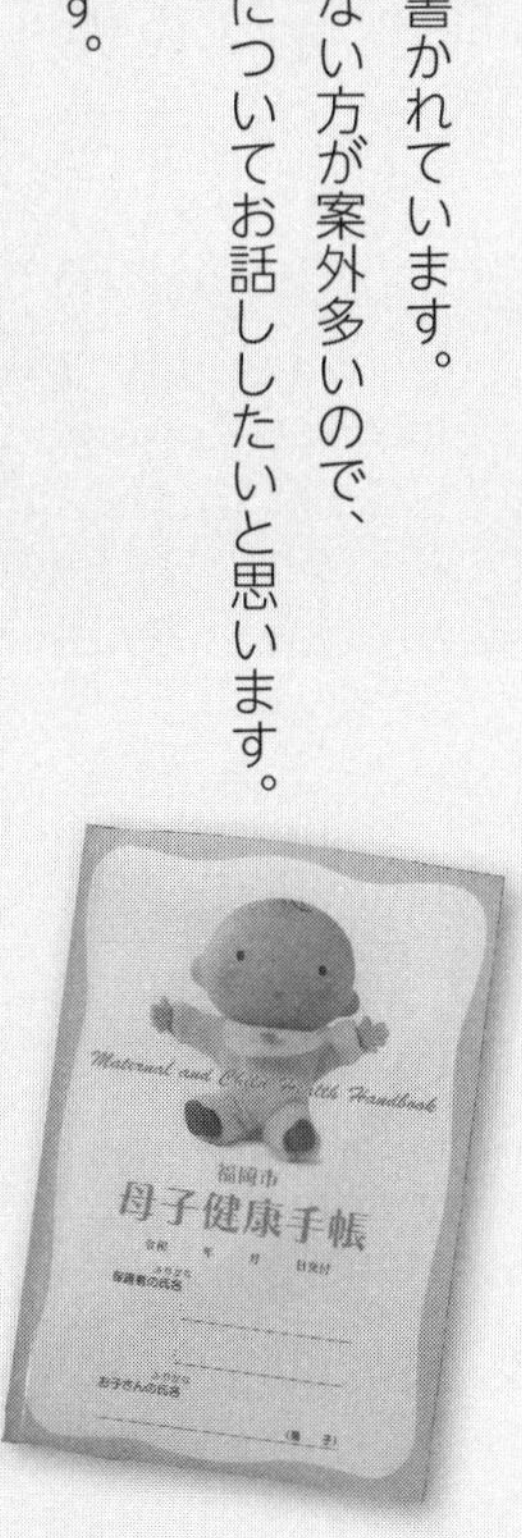

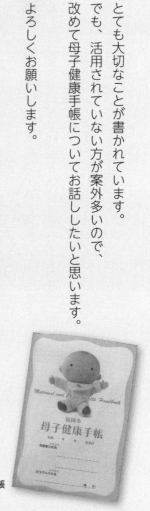

最新の母子手帳

たとえば福岡市中央区の方であれば、福岡市中央区役所に申請して、母子手帳をもらう、ということですよね。

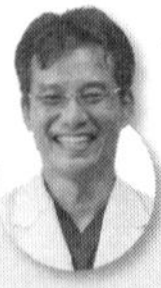

はい、その通りです。
母子健康手帳は、市区町村ごとに独自に編集していますので、たとえば東京ディズニーランドがある千葉県浦安市ではディズニー柄の母子健康手帳が交付され、とても人気があります。

母子健康手帳には妊娠中にある出血や破水のトラブルに関する相談、母親自身が子どもの成長記録や受けた予防接種を記載する欄に加えて、**最近は子育て中に遭遇する様々なトラブルの対応策、たとえば赤ちゃんが泣き止まない時はどうするか、など詳細に記載されている**ことが多いですので、お時間のある時に、隅から隅まで目を通してください！
また、一部の自治体では、

英語や中国語で書かれた母子健康手帳を受け取ることができます。
他言語に関しても、販売（MEMO）されています。

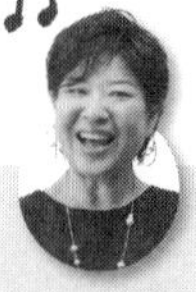

そうなんですね！
たしかにそういった配慮は必要ですよね！
次回も引き続き、母子手帳について、よりくわしく教えてください。
小松先生、ありがとうございました。

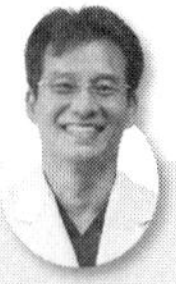

ありがとうございました。

MEMO

公益財団法人母子衛生研究会では、英語、中国語、タイ語、タガログ語、ポルトガル語、インドネシア語、スペイン語、ベトナム語、ネパール語の母子健康手帳を発行しています。

MEMO

1991年の母子保健法の改正によって、都道府県から、市区町村自治体の交付へと変更されています。

Q 妊娠届出書は、いつもらうのがいいですか？

A **妊娠がわかったら、病院で妊娠届出書をもらって、住民票のある自治体に母子健康手帳を受け取りに行きます（MEMO）。**

その後、その母子健康手帳を持って、病院を受診して、助成券を使って、妊娠初期の採血（＊）を実施します。

ではいつ頃、妊娠届出書を受け取るかというと、母子保健法によればすぐ妊娠届出書を渡さないといけないのですが、実はいつ頃、妊娠届出書を渡して、妊娠初期の採血をしたほうがいいのか、よく悩みます。

一般的には、妊娠初期の採血を早く実施できれば、妊娠に気づかないうちに感染していた梅毒やトキソプラズマなどを早く発見できるメリットがあります。近年、とくに梅毒は市中感染が増えていますが、早く見つけて、治療を開始しないといけない感染症で、妊娠8週ごろに母子健康手帳を持参していただいて、妊娠初期の採血を実施することが推奨されています。

一方、早く母子手帳を持ってきても、妊娠初期は流産することも多々、あります。従って、たとえば流産を経験した方では流産の心配がなくなる妊娠10〜12週ごろまで、妊娠届出書の作成を遅らせることがあります。

（＊）

妊娠初期採血の項目について：各自治体によって、採血項目が変わります。福岡市の場合、貧血、血液型、不規則抗体、B型肝炎、C型肝炎、エイズ、梅毒、風疹ウイルス、成人T細胞白血病ウイルスを調べます。加えて、当院では甲状腺ホルモン、血糖値、ヘモグロビンＡ１ｃを必須項目として、また希望により、サイトメガロウイルスやトキソプラズマ、クラミジアを調べることができます。くわしくはかかりつけ医に相談しましょう。

Q

入籍前なんですが、どこに母子手帳をもらいに行ったらいいですか？

A

できるだけ、子育てをする自治体の母子健康手帳をもらいましょう。

入籍後の居住地域が異なる場合、すなわち住民票が変わる場合、注意が必要です。

というのも、入籍前に住んでいた自治体で母子健康手帳を受け取って、入籍後、転居した地域の病院で、採血や妊婦健診を受けることは可能ですが、母子健康手帳に記載している事項は各自治体（市区町村）によって内容が異なります。たとえば子育てに役立つ情報、予防接種の時期やお問い合わせ先の電話番号などは当然、異なりますので、先々混乱する可能性があります。

もちろん、紛失などやむをえない場合は再交付してもらえますが、できるだけ、子育てをする自治体で交付してもらったほうが便利です。とはいえ、転居を考えて、採血や妊婦健診が遅れることがあってはなりません。かかりつけ医に相談してみましょう。

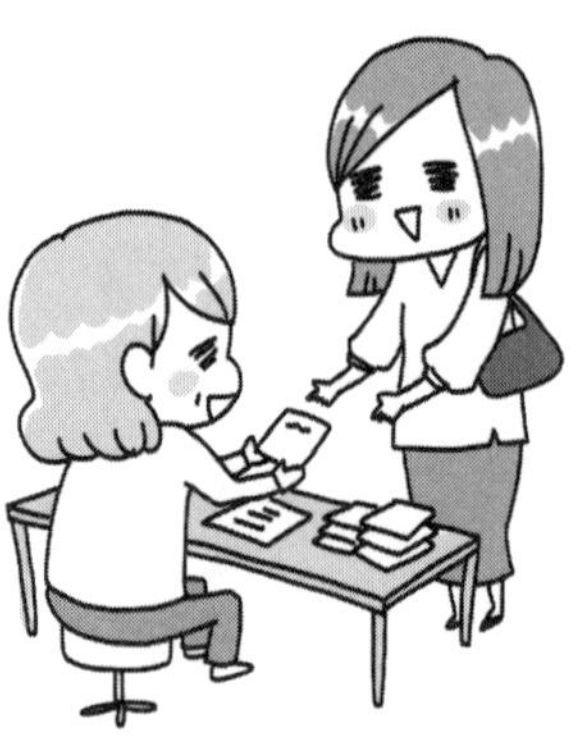

ON AIR 09

母子健康手帳❷

母子手帳の育児記録が、40年後には感動の記録になる！

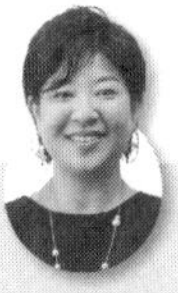

こんにちは、こはまもとこです。小松先生、よろしくお願いいいたします。

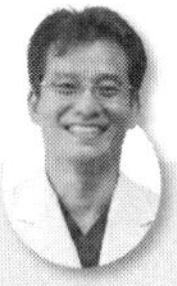

よろしくお願いします。

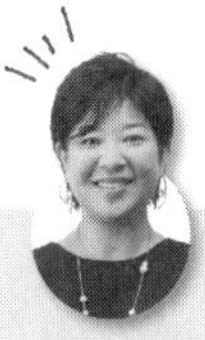

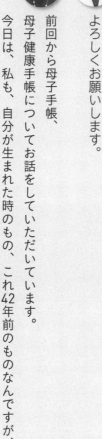

前回から母子手帳、
母子健康手帳についてお話をしていただいています。
今日は、私も、自分が生まれた時のもの、これ42年前のものなんですが、
それと、6年前次男を出産した時の母子手帳を持ってきてみました。
先生が最新版のものを持ってきてくださっていて、

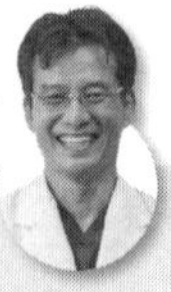

こうやって比べてみると、最新のものは、
とってもカラフルで情報量も多いですね。

こはまさんの母子手帳、
大事に保管されていますねー。
手に取るとわかりますが、
最近の母子健康手帳はページ数が増えて、
かなり厚い冊子になっています。
中身を拝見すると妊娠の経過や分娩の記録、
歯科健診の記録、産後の経過、
一か月健診の記録、
乳児の便の色や成長の記録、
予防接種のスケジュールなど、
昔と変わらない部分もありますし、
新しく追加された箇所も多くありますね。

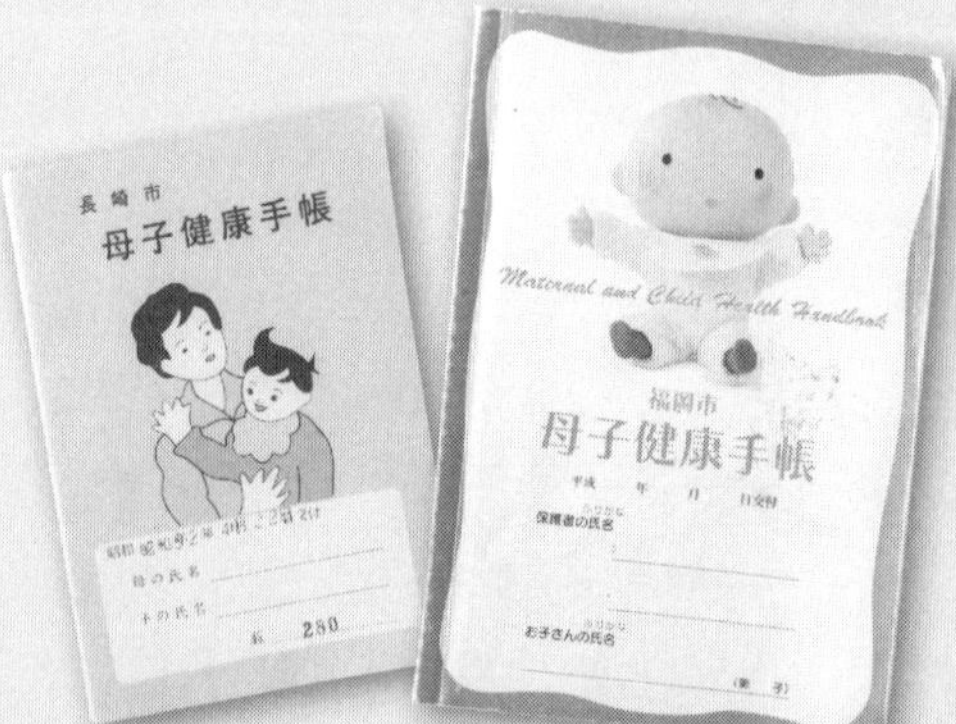

42年前のこはまさんの母子手帳と
次男くんの母子手帳

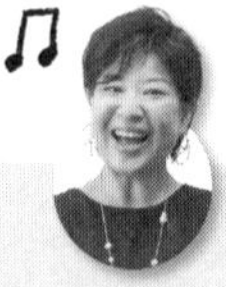

そうですね。そして、
お母さんがいろいろと書き込めるようになっていて、
私の42年前のものも、3~4か月頃のところに
「ホ乳びん　ぎらい」と書いてあって
あーそうだったんだー、なんて思います。
みなさんも活用してほしいですね。

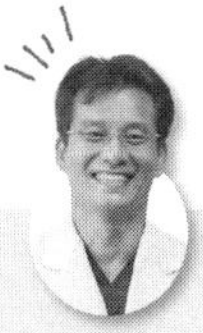

そうですね。
「ホ乳びん　ぎらい」と書かれているのをみると、
ゴムの乳首の形や素材の何かはわかりませんが、
イヤだったんでしょうね。
赤ちゃんでも、好き嫌いがあるって、すごいことですよねー。
こはまさんのように、昔の母子手帳を大事に持っている人も多くて、
予防接種の記録を知りたくて、時々拝見しますが、
その当時のお母さんが
嬉しかったことや困ったことを小さな字で、

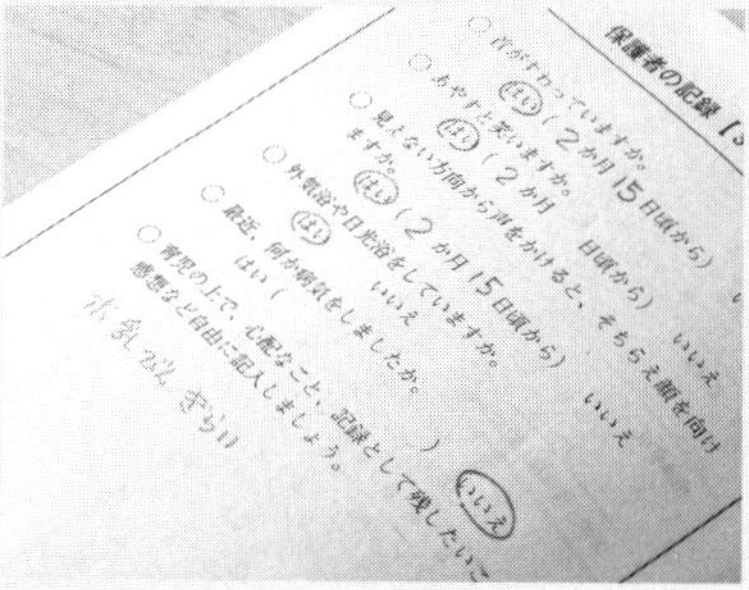

「ホ乳びん　ぎらい」と書いてある

すごく丁寧にくわしく書かれているのを見ると、
とても嬉しかったんだろうなぁとか、
誰にも相談できずに、ひとりで困っていたんだろうなとか、
その時を想像して、僕自身は、
涙がでるくらい感動することがありますね。

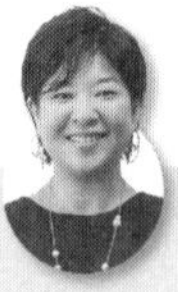

そうですね…。
で、最新のものなんですが、
どういった点が、新しく加わっているところなんでしょうか?

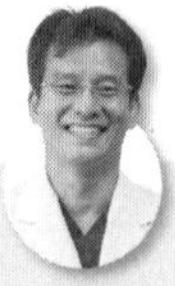

妊娠中にありがちな病気について、
たとえば、貧血や切迫流産、切迫早産、
妊娠高血圧症などについてくわしく書いてあります。
また、ご主人がどんな協力をすれば良いか(MEMO)、
妊娠から出産までの妊婦健診の流れ、

助成券のこと、心肺蘇生の方法など書いてあります。

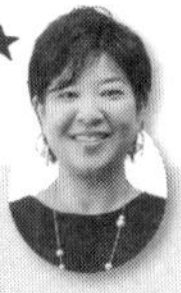

そうなんですね。
昔のものと比べると、たしかに分厚くなった分、
より実用的になっている感じですね。
次回もまた、母子手帳についてくわしく教えてください。
小松先生、ありがとうございました。

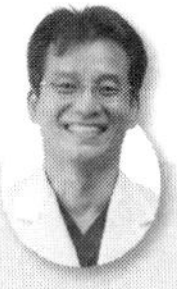

ありがとうございました。

MEMO

「妊娠の心身安定には、夫や家族などの周囲の理解や協力が必要です」など、〝夫と協力〟の項目として記されています。

ON AIR 10

母子健康手帳❸

母子手帳も、進化しています

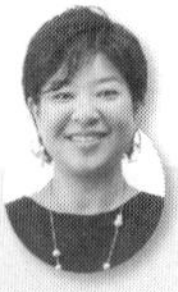

こんにちは、こはまもとこです。
小松先生、よろしくお願いいいたします。

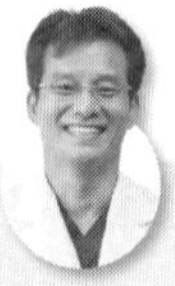

よろしくお願いします。

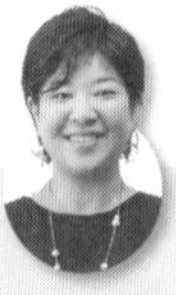

前回にひき続き、母子手帳についてうかがいます。今回も、先生に最新の母子手帳を持ってきていただいて、その内容についてお話しいただきたいんですが、前回のお話にもあったように、やはり、時代に合わせて母子手帳の中身も変化していっているんですよね。

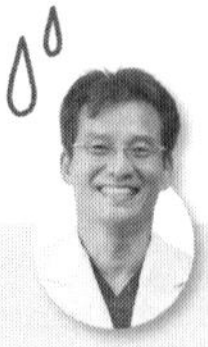

そうですね。たとえば、最新のものには、
「スマホに子守をさせないで！」
なんていうページもあるんですよ。

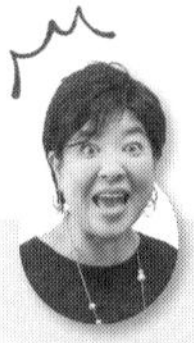

なるほど！
たしかに6年前のものにはついてないですね。

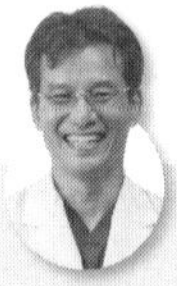

はい。妊婦健診は待ち時間が長くて、
みなさんにご迷惑をお掛けしていますが、
待ち時間の間に
上のお子さんにスマホの動画を見せているというケースを
よく目にするようになりました。
スマホを見せると、ぐずっているお子さんが静かにしているので、
便利だと思いますが、長時間のスマホ使用は
急性内斜視といって、寄り目になって強度の近視になったりしますので、
控えたほうがいいと思います。

「スマホに子守をさせないで！」

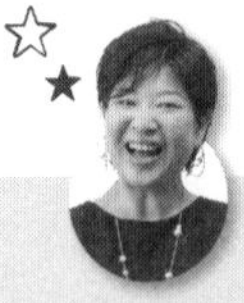

そうですねー。
最新版の母子手帳には、パートナーの協力について
なんていうページもありますね。
たしかに母子手帳には、時代に即した
本当にためになることが書いてあるんですね。

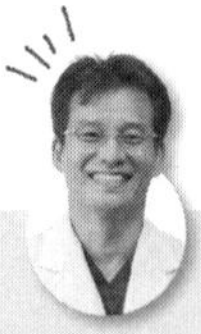

そうなんです。
もともと母子手帳は、戦時中の富国強兵政策の一環で、
戦時中でも妊婦さんや子どもに物資を優先的に配給したり、
妊婦さんが定期的に医師の診察を受けるよう促す目的で
１９４２年にできた「妊産婦手帳」が原形になっているそうです。
妊産婦手帳のおかげで、日本における赤ちゃんの死亡率は
ぐんと下がったんですね。

先週もお話ししましたが、お母さんが、母子手帳にお子さんのことを

いろいろと書いておくと、一生記録が残るので、
それこそが母子健康手帳の大きな役割のひとつと感じます。
というのも、ご存じない方が多いのですが、
病院のカルテや診療録は基本的に5年間で保存する義務がなくなって
処分されてしまいますから、当時の記録がわからなくなってしまうんですね。
だから、母子健康手帳ってとても大切な記録になるんですよね。

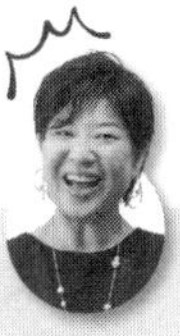

改めてもういちど読んでみると
本当に「あ、こんな情報が載っていたのか！」と気づかされました。
もっとちゃんと読んでおけばよかったなと思います。
産後の記録も、一人目の時はわりと書いていましたが、
二人目、三人目になると…。反省です（MEMO）。
小松先生、ありがとうございました。

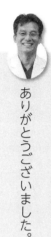

ありがとうございました。

MEMO

こはまさんに限らず、二人目、三人目は記録が少なくなりがちです。嬉しかったこと、不安なこと、気になることなど、ちょっとしたことも書いておきましょう。とても貴重な記録になります。

ON AIR 11

妊婦健診❶

高血圧の妊婦さんは要注意、妊娠中の適正な体重増加

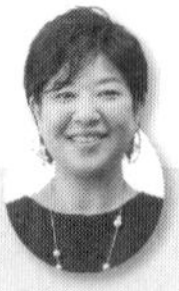

こんにちは、こはまもとこです。
小松先生、よろしくお願いいたします。

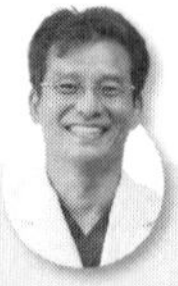

よろしくお願いします。

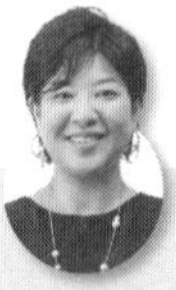

今回から、妊婦健診についてお話をうかがいたいと思います。
私自身は、お腹の中の赤ちゃんが無事に育っているか不安で不安で、妊婦健診の日が待ちどおしかったです。
健診に行って「順調ですよ」と言われると、すごくほっとしました。
妊婦健診では、血圧、体重のチェック、検尿をしていたと思います。

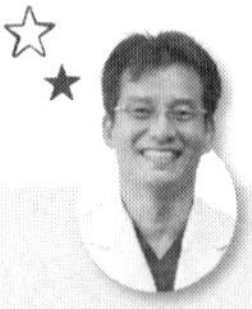

はい、その通りです。
妊婦健診では、毎回、血圧、体重を測って、むくみがあるかどうか、
また検尿で、尿糖やタンパク尿があるかどうかを調べます。
それらの結果を母子健康手帳に書き込んでいきますが、
それらにどんな意味があるのか、
医師がいったい何に注意しているかについて、
お話ししたいと思います。

まず、血圧は高血圧がないかどうかを診ます。
病院で測ると決まって、血圧が高くなる方がいます。
このような方は白衣性高血圧といって、
1回目は緊張して血圧が高いのですが、しばらくして測り直した
2回目の血圧はリラックスして下がって、ひと安心されます。
でも、実は『要注意』と思ってください。

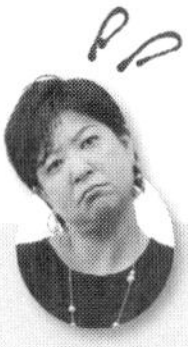

え、そうなんですか？

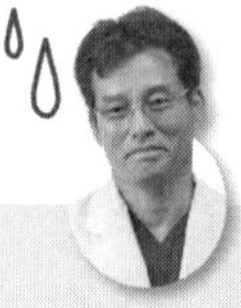

はい。**白衣性高血圧の方は、**
陣痛が始まると、ひどい高血圧になることが多いんですね。
なぜだか理由はわかっていませんが、病院で血圧を測るからでしょうか？

対策としては、食生活や体重管理に気を配るのはもちろんのこと、
日頃から、家庭で血圧をこまめに測定して、
血圧測定に慣れていただくことが大切です。

また、血圧は上の血圧（収縮期血圧といいます）、
下の血圧（拡張期血圧といいます）の両方で表記しますが、
収縮期血圧がある時は１２０、別の時は90と、
毎回大きく変動する人がいます。
脳貧血や**起立性低血圧**という言葉を聞いたことがあると思いますが、
自律神経の失調が原因で、満員電車や朝礼などで長時間立っていると
気分不良で倒れたり、急に立ち上がると

ふらっと倒れる人に多く見られます。
食事を抜いたりしないように、
また、立ち上がる時はゆっくり立ち上がるように指導します。

一方、もともと高血圧の人は**本態性高血圧**といって、
妊娠初期から血圧が高い人がいます。
高血圧家系の方に多いため、家電量販店で血圧計を購入したり、
実家の血圧計をお借りしてもらって、
ご自宅で毎日、血圧を測定し、その記録を持参してください。

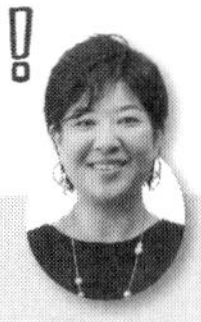

それから、私も苦労したんですが、
妊娠中の体重管理について、教えてください。
妊娠中は体重が増えやすいんですよね？

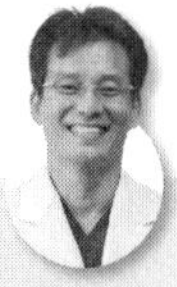

はい。赤ちゃんの体重や羊水量、胎盤、循環血液量の増加など、
妊娠それ自体によって、**物理的に体重が8～10kg増えます。**

加えて、妊娠中はホルモンや代謝の関係で、食欲が増したり、脂肪を溜めやすくなるので体重が増えやすくなります。

夏の時期はそうでもないのですが、冬になると家にこもる時間も増えて、**とくにクリスマスやお正月の時期は、前回の妊婦健診と比較して、1週間で2kgも増えてしまったという人が毎年います。**

コロナ禍で外出ができなかった去年も、体重が増えた人が多かったです。

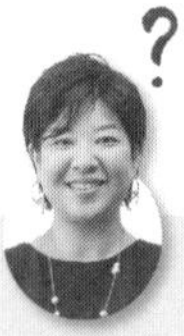

何か対策はありますか？

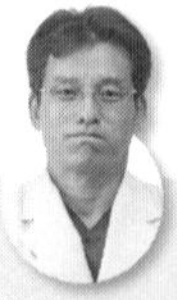

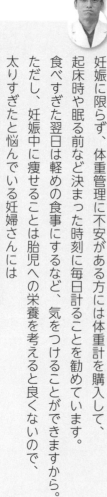

妊娠に限らず、体重管理に不安がある方には体重計を購入して、起床時や眠る前など決まった時刻に毎日計ることを勧めています。
食べすぎた翌日は軽めの食事にするなど、気をつけることができますから。
ただし、妊娠中に痩せることは胎児への栄養を考えると良くないので、太りすぎたと悩んでいる妊婦さんには**「痩せなくてもいいから、2週間～4週間、**

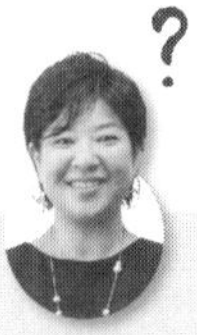
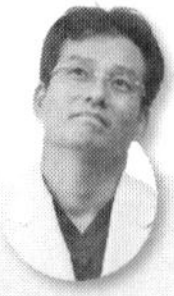

頑張って体重を維持しましょうね」と指導しています。

適正な体重増加（＊）とかありますか？

以前は、妊婦さんはしっかり食べたほうがいいと言われて、
増えすぎることが多かったので、体重増加を抑えるために、
およそ8～12kgの増加が望ましいとされていましたが、
最近はどちらかといえば、
もともと太ってない痩せ気味のお母さんが
妊娠中もあまり体重が増加しない結果、
体重2500g以下の小さい赤ちゃん（低出生体重児）を
産む傾向があり、問題視されています。
具体的には、妊娠前の体格指数BMI（MEMO）で、
痩せ型や普通体型の方では、
12～15kgの増加が理想とされています。

MEMO

体格指数BMIとは、体重kg÷身長m÷身長mで算出されます。たとえば155cm、50kgの方では、BMI=50÷1.55÷1.55=20.8となります。

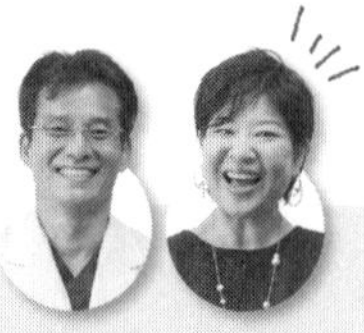

なるほど！　小松先生、ありがとうございました。

ありがとうございました。

（＊）

体重増加の新しい指針について〜妊娠中の体重管理：これまで、妊娠中の体重増加については妊娠高血圧（Ｐ１６２）の発症予防を目的として、どちらかといえば、厳しい体重制限の指標があり、これを参考にして、妊娠中も体重管理に気を配って、あまり体重が増えないように努力をしている方も多くいらっしゃいます。ところが、そうした太らない努力をした女性やもともと痩せている女性の間では、赤ちゃんの体重も増えないため、なんと２５００ｇ未満の低出生体重児がこの40年間で１・８倍に増えるという、結果を招いてしまいました。実は低出生体重で生まれた赤ちゃんは将来、糖尿病や高血圧、高脂血症など生活習慣病を発症する率が高いことが報告され、適正な体重増加の指針が２０２１年３月、新しく改定されました。それによると

妊娠前のＢＭＩが18・５未満（痩せ）では12〜15キロ増

ＢＭＩ１８・５以上25未満（普通）は10〜13キロ増

ＢＭＩ２５以上30未満（肥満）は７〜10キロ増

が目安となります。なお、ＢＭＩが30以上の方では、これまでと同様、上限５キロを目安として個別に指導することになります。昔から、女性は健康や美に対する関心が高いのですが、痩せすぎには注意しましょう。

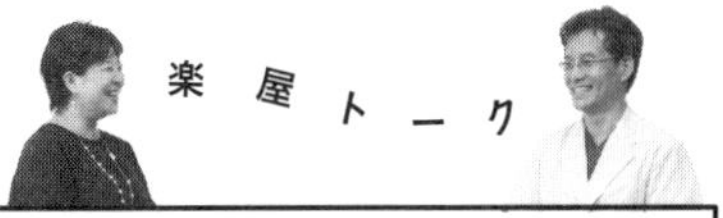

妊娠中の体重管理について

こはま　**体重管理は難しいですよね。食事に気をつけてあまり食べてないのに、妊婦健診で毎回、体重が増えていったような記憶があるのですが？**

先生　はい、難しいと思います。そういった質問はよく聞きます。
妊娠後期は毎週のように妊婦健診をしますが、
1週間で、1〜1.5kg増える方がいます。
もちろん、食べすぎた方もなかにはいるのですが、
よくお話を聞くと、ひどい便秘やむくみが原因のこともあります。
「あまり食べてないのに、なんでだろう」と疑問に思う方はぜひ先生に相談してほしいと思います。

こはま　**その体重増加はどのくらいが理想ですか？**

先生　妊娠中期だと4週間で1kg、後期で2週間に1kgの体重増加が理想ですね。

ON AIR 12

妊婦健診❷

妊娠中のむくみは、危険がたくさんひそんでいます

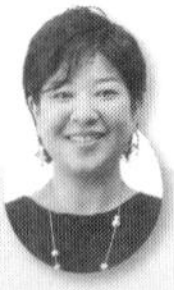

こんにちは、こはまもとこです。小松先生、今日もよろしくお願いします。

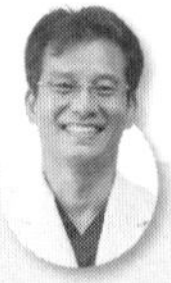

はい！　よろしくお願いします。

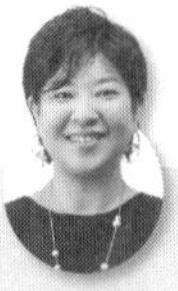

前回は妊婦健診でチェックする、血圧、体重についてのお話をお聞きしました。今回はどういった話でしょうか？

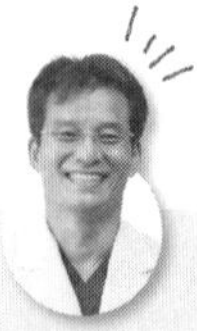

はい、今回はむくみについて、お話しします。

女性のむくみはほとんどの方が下半身、すなわち足に出ることが多いです。
立ち仕事の方に多いイメージはありますが、
実際はデスクワークの人にもよく見られます。
これは大きくなった子宮の影響で、身体の中の循環血液量が増えて、
足から心臓に戻ってくる血液やリンパ液が戻りにくく
足にたまりやすいことや
妊娠すると血管内のタンパク質が低下し、
血管内の浸透圧が低くなることが原因です。
治療には医療用のしっかりした弾性ストッキング（P170）の着用や
漢方薬を勧めています。

以前は妊娠中毒症と言われていた
「妊娠高血圧症（P162）」という病気になると
血管から、血液の液体成分が血管の外に滲み出て、
これを**「血管透過性が亢進して」**と言いますが、
わずか1週間で顔つきが変わるほど、パンパンにむくんでしまったりします。

同時に、高血圧や蛋白尿がひどくなりますので、
気になる方はかかりつけ医に相談してください。

ところで、むくみがひどくなると、靴下やパンツの跡が残るので、
自分でもわかりやすいと思いますが、ほかにむくみがあるかどうか、
調べるのに便利な身体の部位があります。どこだと思いますか？

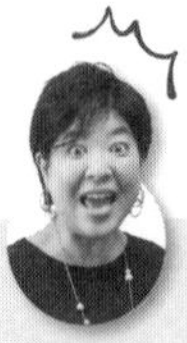

えー、突然！　どこでしょう？　わからないです。

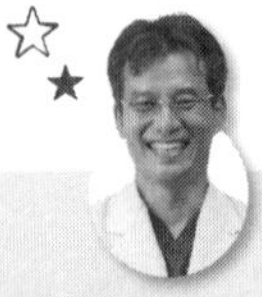

はい。それはスネです。
スネは解剖学的に皮膚の下はすぐ骨になっていて、
本来は脂肪や筋肉などの余計な皮下組織が少なく、
むくみを調べるのに便利な場所です。
ご自分の指で、10秒間しっかり押さえ続けて、
指を離した後も凹んだままなら、むくんでいると言えます。

なお、甲状腺ホルモンが低くなる、甲状腺機能低下症という病気は「凹まない」むくみが特徴と言われていますが、なんとなくむくんでいて、疲れやすい、やる気が出ない、冷え性や便秘で困っている、などの症状があれば、甲状腺機能低下症かもしれません。

甲状腺ホルモンを調べればすぐに診断できますので、医師にご相談ください。

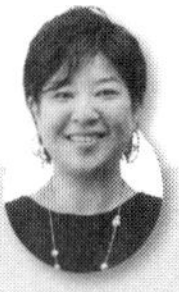

そうですねー。

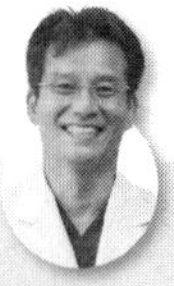

そうなんです。ありがとうございました。

妊婦健診❸

検尿でわかること、とても大切です！

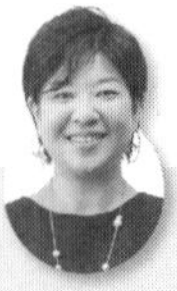
こんにちは、こはまもとこです。小松先生、今回もよろしくお願いいたします。

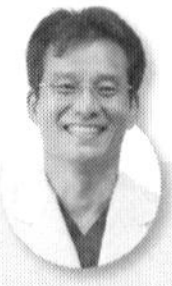
よろしくお願いします。

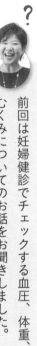

前回は妊婦健診でチェックする血圧、体重、むくみについてのお話をお聞きしました。今回はどういった話でしょうか？

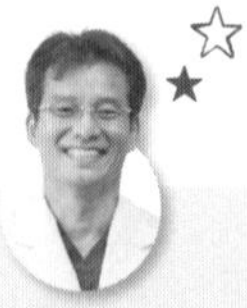
はい、今回は検尿のあれこれについて、お話しします。

検尿は誰もが知っている簡単な検査ですが、
とても情報量の多い、有意義な検査です。
妊婦健診では尿糖や尿タンパクを調べますが、どちらも陰性が正常です。

食事を摂った直後や食後１時間くらいの尿検査では健康な方でも、
尿糖が陽性になることはありますが、
それが、毎回の妊婦健診でも陽性が続いたり、
親や祖父母など近い家族に糖尿病の方がいたり、
ご本人が高齢妊娠で肥満だったりすると、
妊娠してから糖尿病を発症する、
いわゆる妊娠糖尿病（Ｐ２０６）の可能性があります。

糖尿病であるかどうかは、精密検査（経口ブドウ糖負荷試験Ｐ２２２）が
必要ですので指示に従ってください。
もし、精密検査で糖尿病が原因でないとわかったら、
腎臓から糖が漏れる「腎性糖尿」という体質かもしれませんので、

その場合はあまり心配する必要はありません。

一方、尿タンパクも通常は陰性ですが、
妊娠すると子宮が大きくなった影響で、
循環血液量が増大し、腎臓への負荷が大きくなり、
陽性となることは多々、あります。
ただし、もともと高血圧や糖尿病の持病がある、
以前に腎臓の病気を指摘されたことがある、
尿タンパクの程度がだんだんひどくなる、
血尿がある、などのことがあれば、
腎機能の指標となる項目の採血や
水腎症や腎嚢胞がないかどうか、腎臓のエコー検査をするなど
精密検査をしたほうがいいと思います。

産後の1か月健診でも、尿タンパク陽性が続いている場合は、

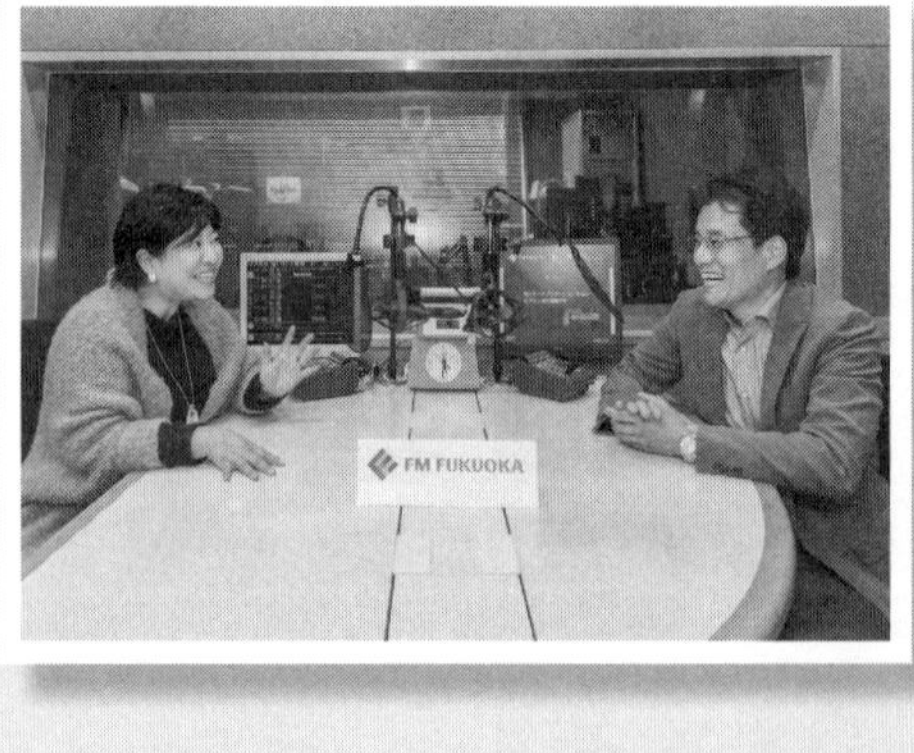

腎臓に基礎疾患があるかもしれません。
精密検査が必要ですので、腎臓内科の受診を勧めています。
ほかには膀胱炎がひどくなると頻尿や、排尿時、排尿後に痛みが出ます。
検尿すると尿が濁って、尿の中に白血球が増えて、
白血球反応が陽性になります。
ひどい場合は膀胱の壁から出血しますので、尿潜血反応が陽性になります。
尿管結石も尿潜血反応が陽性になりますね。

つわりの時期は十分な食事が摂れていないため、
尿のケトン体が陽性となります。
ケトン体は最近、ケトン体ダイエットが有名になったので、
ご存じの方も多いと思いますが、
血液中のケトン体が高濃度になると、
血液が酸性になって、
これを代謝性アシドーシスといいますが、

様々な内臓の組織障害を引き起こしますので、注意が必要です。
このように検尿は簡単な検査ですが、とても便利で重要な検査です。

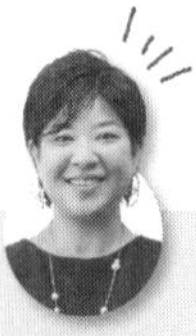

そうですねー。私は検査の時は毎回、
無事赤ちゃんが育っているか、母体に何か異常はないか
ドキドキしていました。
検査項目に不安がある人は、どんどん医師にきいたほうがいいですね。

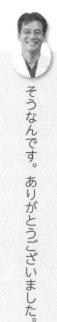

そうなんです。ありがとうございました。

MEMO

腹囲・子宮底長測定でわかること

母子健康手帳を見ると、左端から、日付、妊娠週数の次に、腹囲や子宮底長の項目があります。腹囲は仰向けに寝た状態で、おへそのまわりの腹囲の長さを測りますが、妊娠末期では通常90cm前後です。一方、子宮底長も同じように、仰向けに寝て、足を伸ばした状態で、恥骨結合(恥骨の真ん中)の上縁から子宮の最も上の部位までの長さを腹壁に沿って測った曲線の長さです。簡易計算式があり、(妊娠月数×3)+3cmが標準的な子宮底長です。たとえば妊娠7か月では約24cmとなります。

腹囲も子宮底長も、どちらも、体重4000g以上の巨大児、羊水過多(羊水量800mℓ以上)、双胎妊娠などでは大きくなりますので、今のように超音波検査がない時代には簡単で有用な指標のひとつでしたが、もともと皮下脂肪の多い妊婦さんでは誤差が大きいことが欠点でした。現在では大半の施設で測定していませんが、ご希望があれば測定しますので、興味があれば相談してみてはいかがでしょうか?

Q 妊婦健診に行くにあたっての注意はありますか？

A

妊婦健診は、原則私費診療ですが、病気が見つかった際の治療や検査の費用は保険診療になりますので、健康保険証はご持参ください。母子健康手帳はもちろん必要です。妊婦健診以外の時でも、出先で突然、出血や破水をした時は必要となりますので、常に持ち歩くように心がけてください。

診察の際、出血することもありますので、昼用ナプキンも持参するとよいでしょう。そのほか家庭血圧を記録している方や、気になることを記したメモなどもあれば、お持ちください。妊婦健診の際は、経口ブドウ糖負荷試験など特別な場合を除き、しっかり飲食をしてから来てください。

コロナ禍では、付き添いは不可としている施設が多いです。外国の方で、通訳が必要であるとか、診療上ご家族に付き添ってもらったほうがいい時もありますので、かかりつけ医にお尋ねください。上のお子さんについても、病院にはキッズルームがあります。

脱ぎ着しやすい服装が薦められていますが、実際は脱衣所もありますので、あまり気にしなくていいです。

ON AIR 14

胎児ドック❶

胎内の赤ちゃんのことを、よーく調べるのが、胎児ドックです

小松先生、今日も、よろしくお願いいたします。

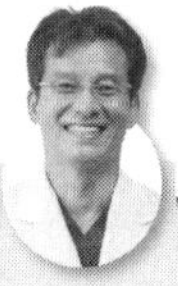

よろしくお願いします。

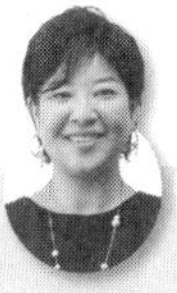

先生、今日はどんなお話ですか？

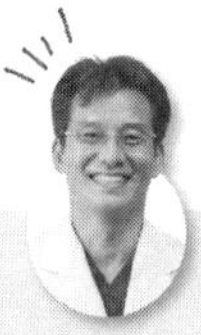

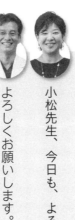

今日は、胎児ドックについてお話しします。
胎児ドックとは、「胎児スクリーニング検査」、「胎児初期精密検査」などのいろいろな呼び方がありますが、要するに、胎児の出生前診断（P101）のうち、

超音波診断装置を用いて行う検査で、胎児や胎盤、羊水を観察し、胎児の健康状態や発育を観察し、胎児の染色体や遺伝子の異常の可能性についてコメントすることです。

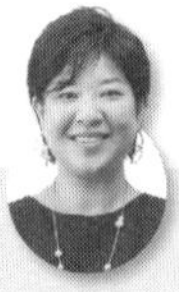

なるほど。

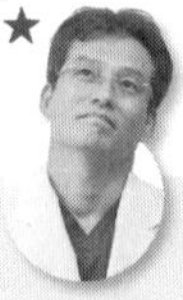

妊婦健診で行う「通常の超音波検査」では胎児の発育や羊水量、胎盤の位置を中心に観察しますが、胎児ドックで行う超音波検査では、もう少しくわしく、たとえば、脳や心臓、腎臓、脊椎、手足など、赤ちゃんに形態的な異常がないかを観察します。

胎児ドックは、本来、妊婦さんや家族の希望に基づいて、**きちんとしたカウンセリングを経たうえで実施されるべき検査**ですが、通常の超音波検査との違いがわかりにくく、施設やドクターによって、検査する内容も異なります。
すべての妊婦さんが受けなければならないというものでもありません。

胎児ドックは、あくまでも希望した方が受ける、ということですね。

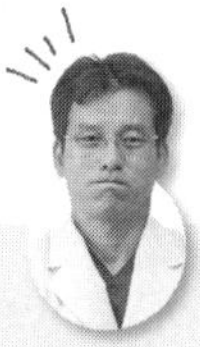

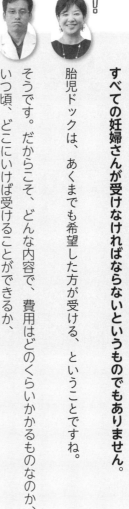

そうです。だからこそ、どんな内容で、費用はどのくらいかかるものなのか、
いつ頃、どこにいけば受けることができるか、
そもそも受けるべきなのか、と悩んでいる方も多いと思います。
そこで次回から、胎児ドックについて、
もう少しくわしくお話ししたいと思います。

なるほど。通常の妊婦健診とはまったく違うものなんですね。
次回もこの「胎児ドック」について、よりくわしく教えてください。
小松先生、ありがとうございました。

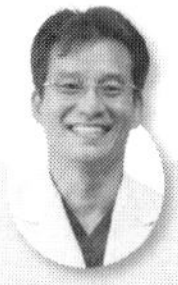

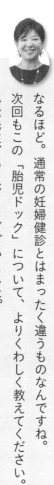

ありがとうございました。

ON AIR
15

胎児ドック❷

胎児ドックは、受診するかどうかパートナーと、きちんと話し合って

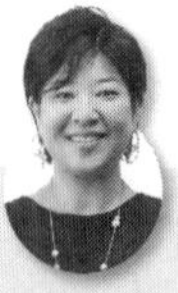

先生、前回から、「胎児ドック」についてお話ししていただいています。
今日もその続きですね。

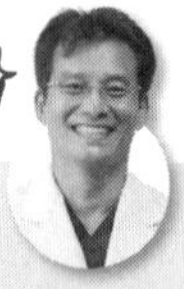

はい。

前回、胎児ドックは、「胎児超音波検査」と呼ばれ、お腹の赤ちゃんの形態や発育状態をくわしく観察し、赤ちゃんの病気の可能性について調べるもので、任意で受ける検査である、というお話をしました。

日本産科婦人科学会では、

胎児ドックを受ける際の適切な時期と回数について、
妊娠10週から13週の妊娠初期（エコー写真①）
妊娠18週から20週の妊娠中期（エコー写真②）
そして、妊娠28週から30週の妊娠後期（エコー写真③）の
3回を提言しています。

なお、受検可能な週数や検査内容は
エコー検査だけであったり、採血を組み合わせて、診断精度を高めたり、
病院によって異なります。

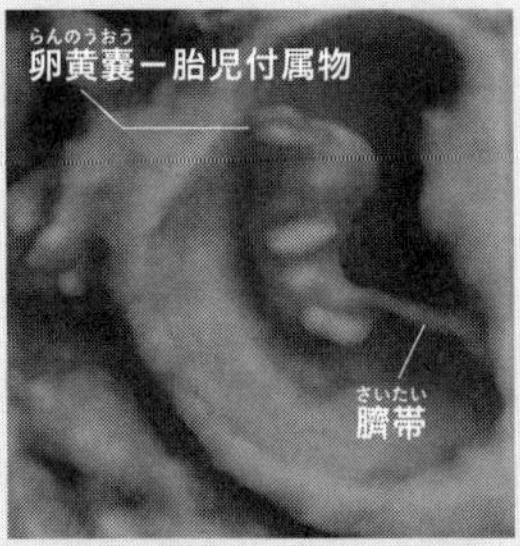

①妊娠10週から13週の妊娠初期

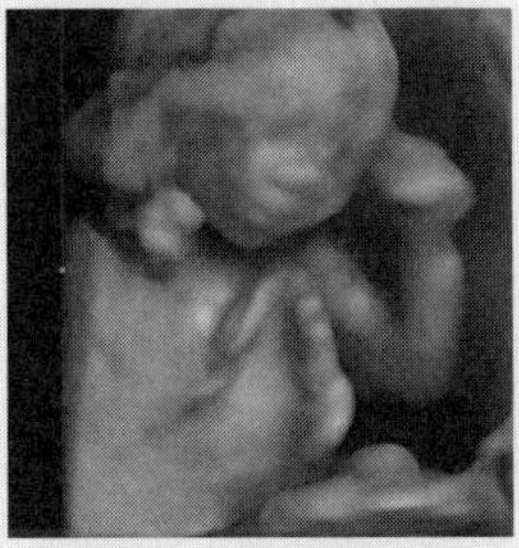
②妊娠18週から20週の妊娠中期

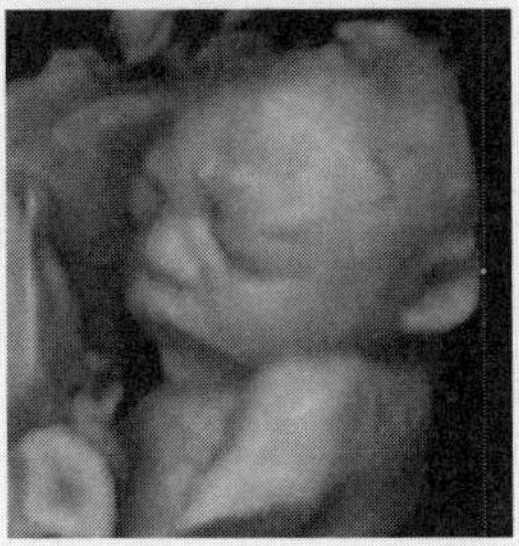
③妊娠28週から30週の妊娠後期

検査費用は、1回につき、
2万円～5万円と言われています。
実施できる施設は限られていますので
かかりつけの産婦人科医にご相談ください。

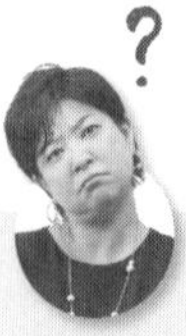

胎児ドックでどういったことがわかるんでしょうか？
検査を受ける時期で、検査項目って変わるんですか？

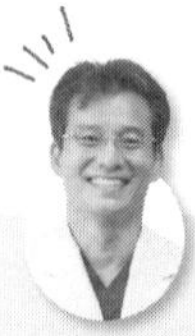

そうですね。
妊娠初期に行う胎児ドックでは、
エコー検査（MEMO）や遺伝カウンセリングで
染色体異常の可能性をチェックします。
妊娠中期では、
胎児の身体や臓器の形に異常がないかチェックします。

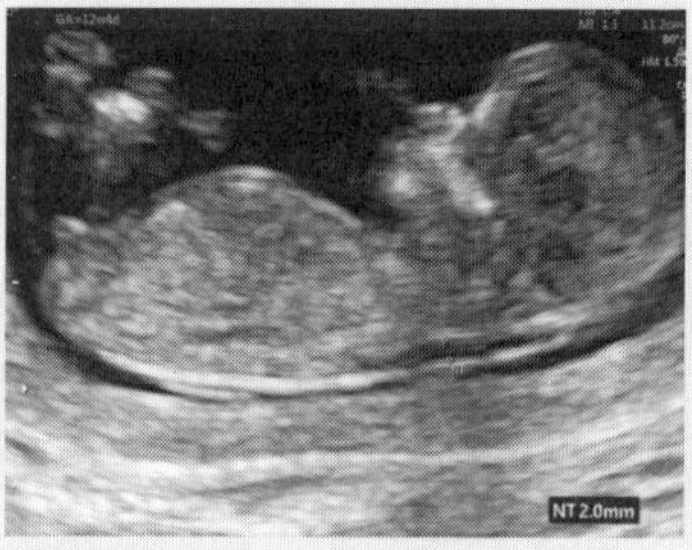

妊娠12週の胎児。矢状断面

MEMO

具体的には首の後ろの浮腫、顎が小さくないかどうか、耳の位置、静脈管の血流など。

妊娠後期もほぼ妊娠中期と同じ項目を検査しますが、
さらに詳細な確認をします。

胎児ドックは、
出産前に異常が見つけられる可能性があるため、
妊娠中や、出産後から
迅速な処置や治療を受けられるメリットがあります。

ただし、胎児ドックで
すべての異常を見つけられるわけではないですし、
予期せぬ検査結果が出た場合、心理的負担を感じる人もいるでしょう。

胎児ドックは任意の検査なので、
受ける、受けない、は医師からの説明を聞いたうえで、
「もし異常がみつかった時はどうするのか」
ということも含めて、パートナーや家族と
よく話し合って決めてほしいと思います。

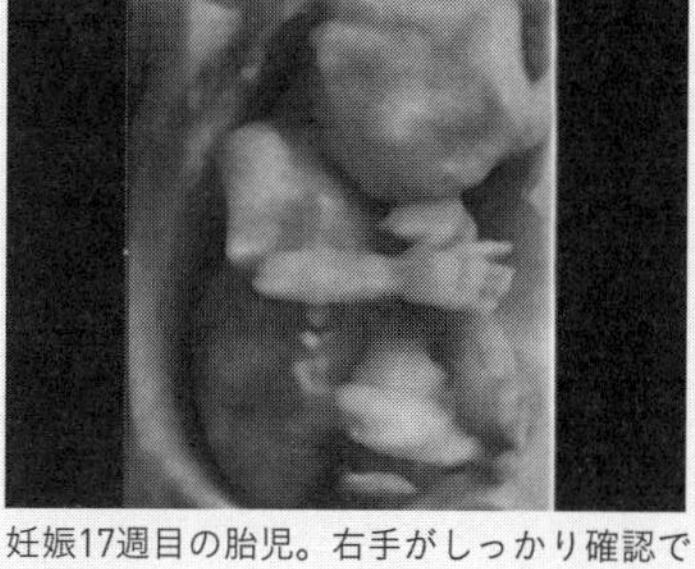

妊娠17週目の胎児。右手がしっかり確認できる

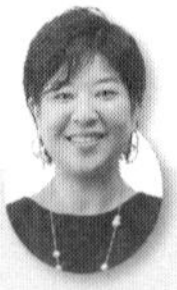

そうですね。受けるか受けないかも含め、パートナーと真剣に話す必要がありますね。小松先生、ありがとうございました。

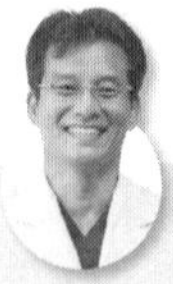

ありがとうございました。

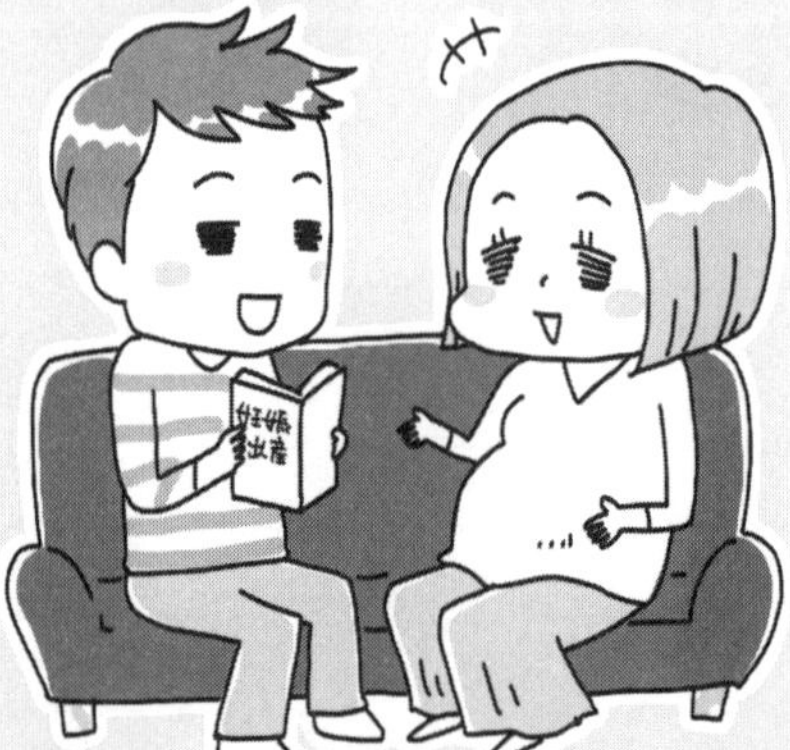

産科のDr.より

出生前診断って、やったほうがいいですか？ リスクはありますか？

不安を減らして、赤ちゃんをスムースに受け入れる準備を

これは難しい問題ですよね。

不思議なことに、本人、家族だけでなく、周りの人も含めて誰もが、元気な赤ちゃん、正常な赤ちゃんが産まれると思っています。でも、現実にはそうでもなくて、たとえ、妊娠年齢が若くても、かなり低い確率ですが、一定の確率で病気を持つ赤ちゃんが産まれますし、妊娠中や分娩時に起きる不慮のトラブルで、一生、世話が必要になることもあります。

出生前診断が倫理的に許されるかどうかについてのコメントはできませんが、遺伝

子診断に代表される生命科学の進歩によって、我が子が正常かどうか知りたいという要求を否定することはできないと思います。

出生前診断が増える背景について

出生前診断とは、胎児期に胎児の病態をできるだけ正確に知る検査のことです。その病態に応じて、胎児期に治療を開始することや生後すぐ治療するための計画を立てることが可能となり、家族が心の準備をする時間的余裕もできます。

30年ほど前から始まった超音波検査による出生前診断は、近年、超音波装置や新しい遺伝学的検査方法の開発によって、診断技術が目覚ましく向上し、胎児期や新生児期に正確な診断と治療が可能となりました。

一方で、致死的疾患や染色体異常が見つかった場合の対応については胎児の生命倫理的な観点から、現在も有識者の間で議論され続けています。

一般に、胎児の先天的な疾患は3〜5%に認められ、そのうち、染色体異常の割合は25%と言われています。

とりわけ母体の出産年齢が上がると常染色体の異常児が増えることが知られています。ダウン症児の場合、母体の出産年齢が20歳では1441分の1ですが、35歳では338分の1、40歳では84分の1と高くなります。

しかし、「高年齢であっても、健康な赤ちゃんを安心して、産みたい」という希望はあるため、積極的に出生前診断を希望する患者、家族は増え続けています。

出生前診断の方法について

出生前診断には、超音波検査と、血液や羊水を用いた染色体や遺伝子を調べる遺伝学的検査の2つがあります。前者はエコー検査とも呼ばれ、モニター画面に映る胎児の形態に異常がないか、発育の程度や羊水量などを診ます。後者は母体血中に存在する胎児由来の生化学物質（母体血清マーカーといいます）を測定して、胎児の染色体異常の確率を計算したり、胎盤の絨毛細胞、羊水中の細胞を採取して、染色体の数や構造に異常がないかを調べます。なお、染色体検査は診断確定検査ではありますが、微細な欠失や重複と呼ばれる異常については評価できないため、マイクロアレイという新しい方法が提唱されています。

羊水や胎盤絨毛細胞の採取は侵襲的検査と呼ばれ、お腹に針を刺すので、若干痛みを伴います。また、0・3％程度に流産の可能性もあるため、慎重に検討する必要があります。

2013年、母体血中に胎児の細胞由来のDNA断片が多量に存在することが判明し、それらの遺伝情報を体系的かつ網羅的に分析して、染色体検査をすることが可能なNIPT法が発表されました。流産の危険性がなく、診断の精度も高く、広く普及することが期待されていましたが、染色体異常が見つかった場合に安易な中絶術を避けるため、35歳以上の高齢妊婦や、超音波検査で染色体異常が強く疑われる妊婦のみが検査を受けることができ、産婦人科医、小児科医の専門医が常時勤務し、また臨床遺伝専門医や周産期専門医がいる認定施設でないと受けられないなどの厳格な条件がネックで、限られた公的施設でしか受けられません。そのため、2016年頃から、営利目的の非認定施設でNIPT検査を受ける人が増えているという事態が起きています。有識者会議で検討を続けていますが、早く解決してほしいと思います。

超音波検査の時期と診断内容について

超音波検査は妊娠週数によって診断できる内容が異なります。妊娠8〜11週に胎児の大きさや胚移植日から、分娩予定日を決めます。

また、双子の場合は、一卵性か、二卵性かも判断します。二卵性の場合は発育や羊水量の違い、それぞれの胎盤の位置関係を調べます。

妊娠14週までに胎児の頭部（頭蓋骨があるかどうか）や顔面（顎が小さくないか、耳の位置が正常かどうか）、首・脊椎（首や背中が浮腫んでないかどうか）、四肢（大腿骨が短くないかどうか、指が正常かどうか）を診ます。

妊娠20週になると口唇や心臓など細かい形態の診断が可能となり、妊娠中期の28週以降はほとんどの臓器、頭部、心臓、消化管などをよりくわしく観察することができます。

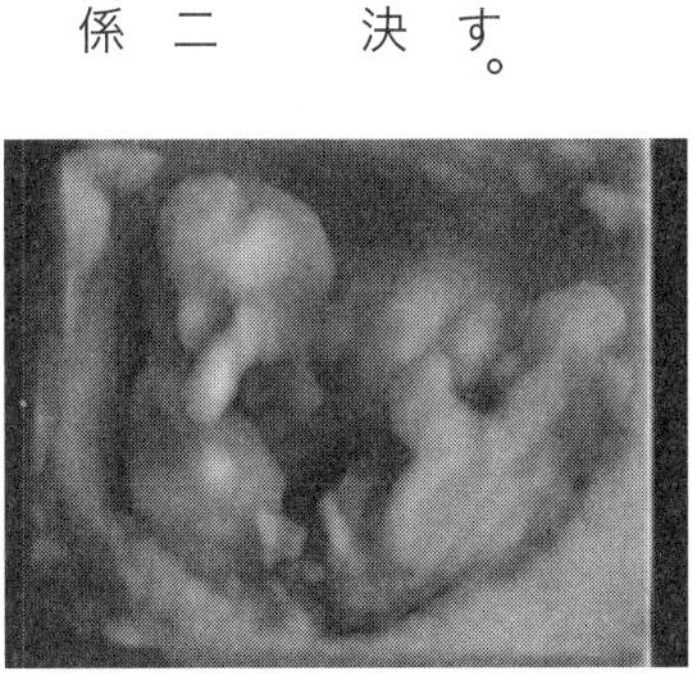
妊娠13週の双胎妊娠（右は背中部分）

検査後のトータルケアについて

診断装置は飛躍的に進歩していますが、妊婦健診という限られた時間の中で、正確に診断するには高度な知識と技術が求められます。また、不安を抱く患者さんにはメンタルケアに配慮して、丁寧に説明する必要もあります。

当院で確認した胎児病には胎児水腫や臍帯ヘルニア、水腎症や先天性水頭症、口唇裂、先天性心疾患など多くの疾患が含まれますが、いずれも出生前に正確に診断することによって、新生児医や各専門医に相談し、早期に治療計画を立てることができています。また、ご家族は出生前に大学病院やこども病院など、生後治療を受ける予定の病院で丁寧なカウンセリング（プレネイタルカウンセリングといいます）を受けて、漠然とした不安を取り除き、ゆっくりと心の準備をし、早い段階から周囲の環境を整えることができるため、スムースに赤ちゃんを受け入れることができています。

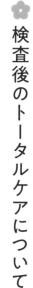

Q ペットを飼っているのですが、妊婦に影響はありますか？

A 妊婦に限らず、ペットを飼っていると、アレルギーや感染の危険性があります。トキソプラズマ症、Q熱、ねこ引っ掻き病、パスツレラ症、サルモネラ症、犬猫回虫症、カプノサイトファーガ、オウム病などが知られています。

妊婦では猫の糞で感染するトキソプラズマ寄生虫や、人獣共通感染症に気をつけましょう。

Q 新型コロナウイルスの流行、妊婦だから心配です

A 産婦人科学会など各種の学会や厚生労働省など信頼できる情報筋から、正確な情報を入手しましょう。

新型コロナウイルス感染は当初、政府による緊急事態宣言の発令による人流抑制や予防接種の普及で、コントロールできるものと予測されていましたが、現在、第5派が収まり、第6派の到来が心配な状況です。

SNSやネット上では、新型コロナウイルス感染は大したことがないという噂もありますが、新型コロナウイルスに感染して回復した方に闘病中のお話を聞くと、全身の血管炎症状や呼吸機能の低下がひどく、インフルエンザやほかのウイルス感染とは一線を画す怖い感染症であると感じます。予防接種は効果がないという人もいますが、重症化を防ぐなど一定の効果があるようです。根拠のない、不安を煽るような間違った情報が溢れていて、予防接種を躊躇されている方も多く、残念に思います。

一方、その予防接種も万全ではないようです。普及した国でも、依然として、新型コロナウイルスの感染者数は多く、引き続き、マスクや消毒など徹底した予防衛生対策が必要だと感じます。

長引く自粛生活で、みなさん疲弊していますが、やがて、治療薬も開発され、ある程度コントロールできるようになると思います。みんなで、乗り越えていきましょう。

第3章
妊娠中期、すこやかに過ごしたい！

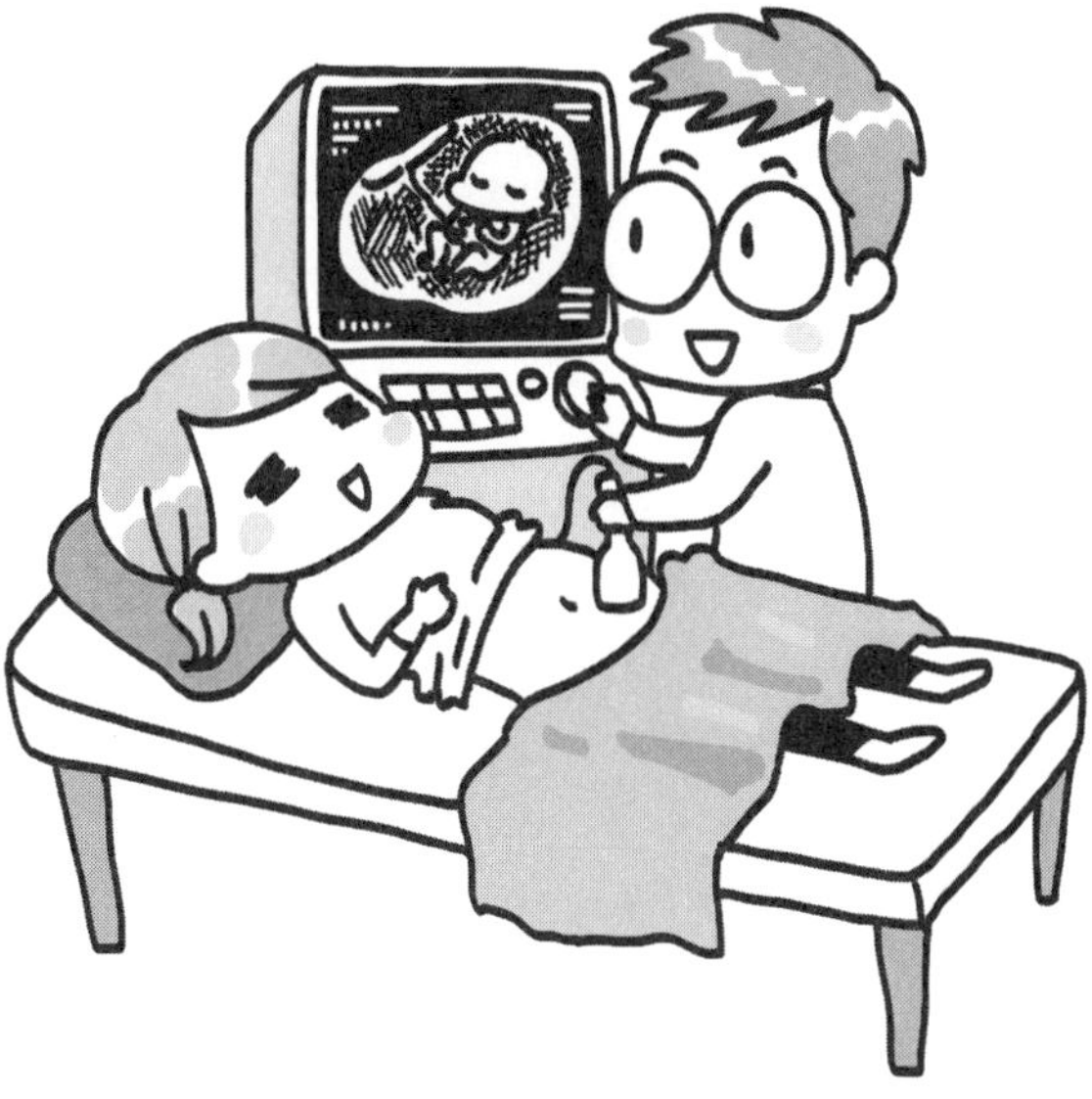

ON AIR
16

妊娠12週くらい〜19週くらい❶

妊婦健診のスケジュールをもういちどおさらいしましょう

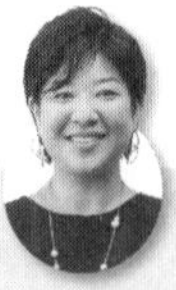

こんにちは、こはまもとこです。
小松先生、今週もよろしくお願いいいたします。

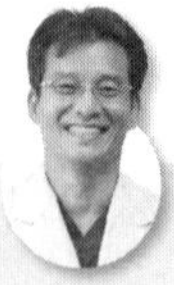

よろしくお願いします。

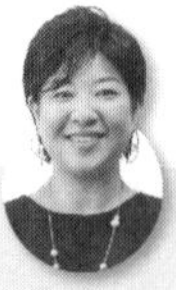

前回まで、妊娠初期のことについて教えていただきました。
今回から妊娠中期についていろいろとお話をお聞きします。

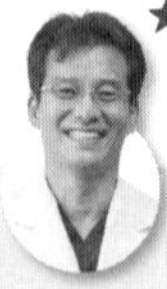

はい。まず、妊婦健診のスケジュールについて、お話しします。
前回、妊娠初期に行う採血は、

以前は流産の心配がなくなる
妊娠14週ごろの遅い時期に実施していましたが、
今は風疹や梅毒、貧血などがないかを早く調べるため、妊娠8〜10週という、
早い時期にしますよ、とお話ししました。
その後は一般的には4週間ごと、妊娠24週以降は2週間ごと、
妊娠36週以降は、毎週妊婦健診を行っていきますが、
4週間ごとの妊婦健診では赤ちゃんが元気かどうか心配という声が
とても多いので、当院では3週間ごと、高齢妊娠では2週間ごとの
妊婦健診を実施しています。

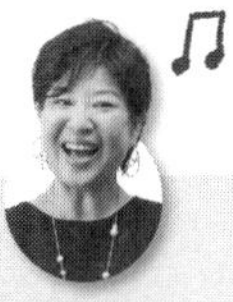

密に診ているということなんですね。安心しますね。
妊娠初期採血が終わってからは、どんな流れになっていきますか？

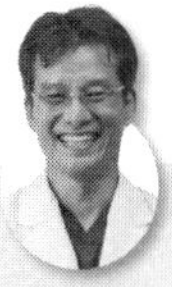

妊娠12週から妊娠20週くらいまでは、
胎児の成長が目覚ましいので、
2週間ごとにエコー検査で、胎児の成長を観察してもいいと考えています。

エコー検査で
「赤ちゃんの大きさがこのくらいで」と説明し、
ドップラー法（MEMO）で、心臓の音を聞いてもらって、
元気に動く姿を見てもらうと、
妊婦さんは安心されますね。

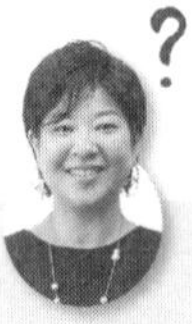

あ、じゃあ超音波の写真などで見ると、
はっきりと赤ちゃんの形がわかるのもこの頃ですか？

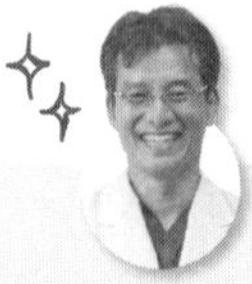

はい、妊娠10週ごろの胎児は正面から見ると、
「流氷の天使」や、「氷の妖精」として知られるクリオネ、
見ようによっては、
くまのプーさんのような形をしています。
横から見ると勾玉のような格好をしてますね。
ところが、妊娠14週以降になると妊娠10週ごろの赤ち

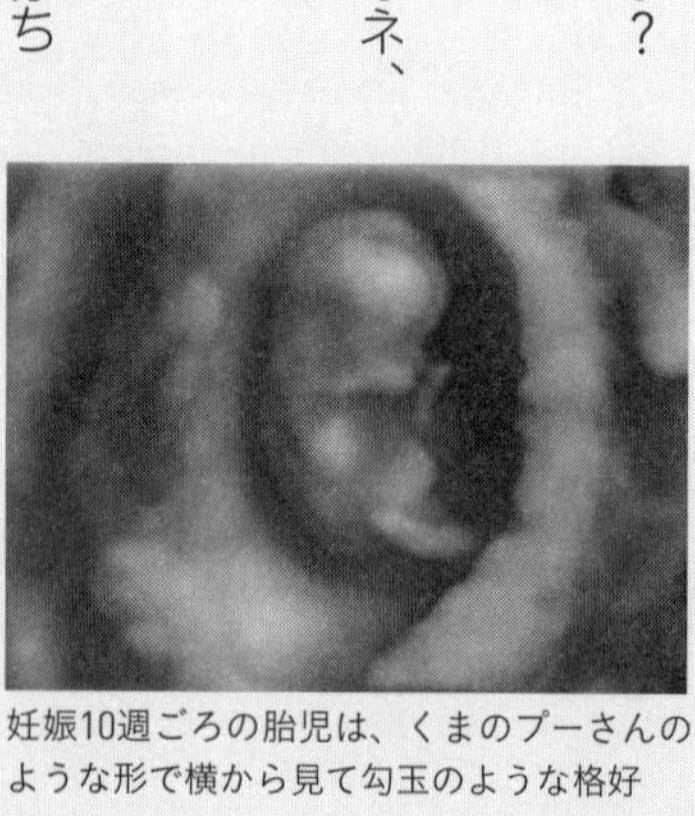

妊娠10週ごろの胎児は、くまのプーさんのような形で横から見て勾玉のような格好

MEMO

超音波検査のひとつで、主に心臓の音を観察するために、利用しています。胎児の心拍数は早く、1分間に120拍から、160拍が正常です。

ゃんと比べて、手足が長くなってきます。
眼を凝らすと手や足の小さい指も観察できます。
胃や膀胱も見えます。
心臓も1㎝くらいの大きさですが、
4つのお部屋に分かれているのが見えますし、
ドップラーで観察すると血流もわかります。
それから、妊娠16週ごろになると性別がなんとなくわ
かります。とくに、男の子は早くわかりますので、
つい教えたくなります。
ですので、性別を知りたくない人は検査前に、
おっしゃってください（笑）

MEMO

心臓は右心房、左心房、右心室、左心室の4部屋に分かれています。大血管と言われる肺動脈、大動脈はもう少し後、妊娠20週ごろにしっかり観察できるようになります。

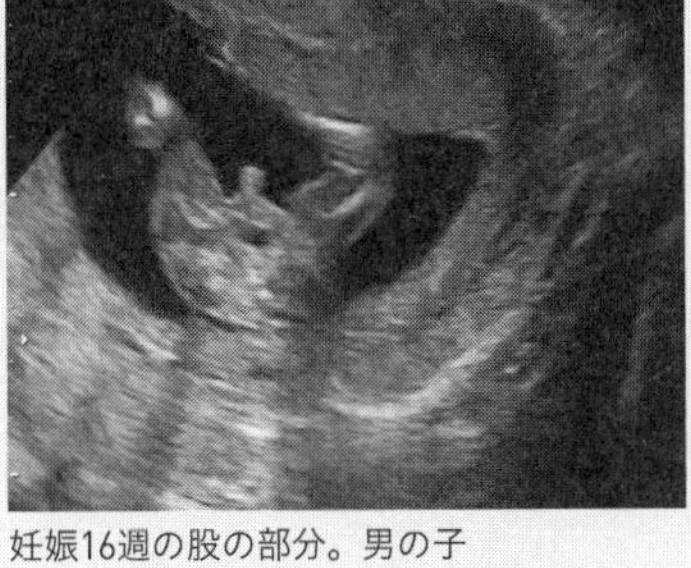

妊娠16週の股の部分。男の子

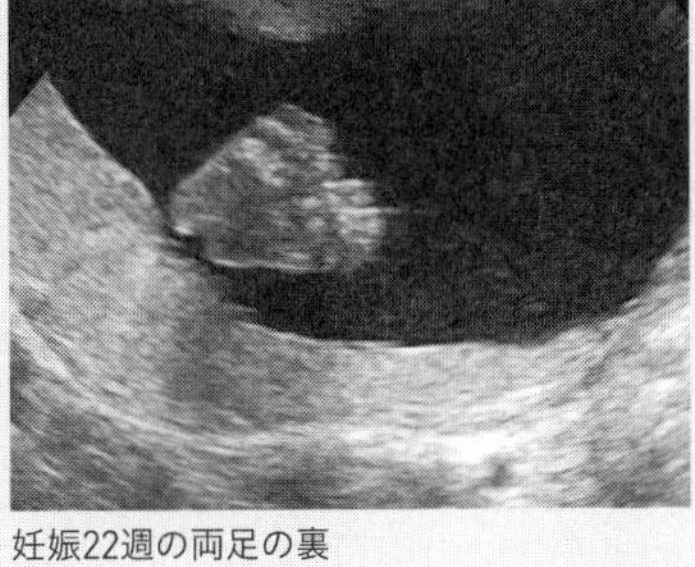

妊娠22週の両足の裏

ON AIR
17

妊娠12週くらい〜19週くらい❷

胎動を感じるのはいつ頃？体重も増えてきたような…

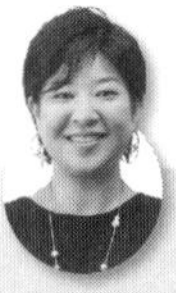
こんにちは！
小松先生、今週もよろしくお願いいたします。

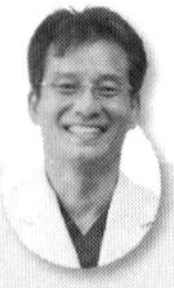
よろしくお願いします。
今週は、胎動や体重管理についてお話ししたいと思います。

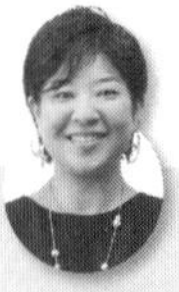
胎動は、二人目は早くわかったような気がします。
いつ頃、わかるのでしょうか？

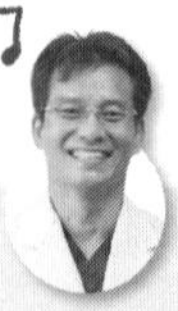
こはまさんのおっしゃる通りで、

個人差はありますが、**経産婦さんは初めての妊娠の時よりも**
胎動がわかるのが早くて、だいたい妊娠16週ごろからわかるといいます。
初産婦の場合はもっと遅くて、
妊娠18週〜20週頃に初めてわかる方が多いです。
胎動といっても、初産婦には「腸がグルグル動くような感じ」
「おなかの中でガスがモゴモゴ動いた感じ」
「何かがピクッと動いた」などと感じることが多いようです。

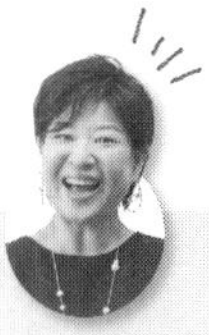

それだけ赤ちゃんも成長するということは、
もちろん、お母さんの身体にも変化が現れますよね？

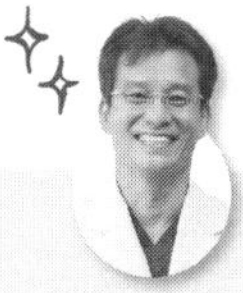

はい。この時期、子宮の大きさは大人の頭くらいになり、
お腹が出てくることを実感されると思います。
生理学的には妊娠の維持や母乳の生産に関わるほとんどのホルモン、
卵胞ホルモン（エストロゲン）、ヒト胎盤性ラクトゲンｈＰＬ、
黄体ホルモン（プロゲステロン）、乳汁分泌ホルモン（プロラクチン）が

胎盤で産生され始め、分娩するまで増え続けます。
一方、ヒト絨毛性ゴナドトロピンｈＣＧが下がり始めるので、
つわりも落ち着き、食欲が出てくる時期でもあります。
つわりがひどくて食べられなくて、
妊娠前と比較して体重が４～５kg減っていた方にも、
食欲が戻って、妊娠前よりも一気に増えてしまう方が出てきますので、
太りすぎにはぜひ注意してください。

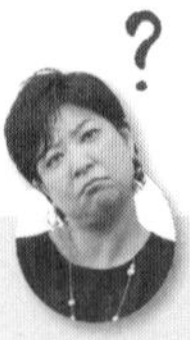

なるほど。太りすぎには注意ということですが、
この時期に、妊娠前の体重から、
何kg増えるのが理想なんでしょうか？

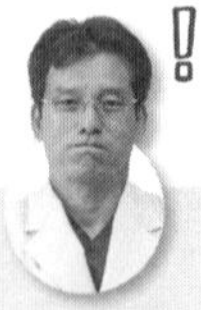

妊娠後半に増えやすいので
ひと月に多くても、１kg増えるのが理想ですね。

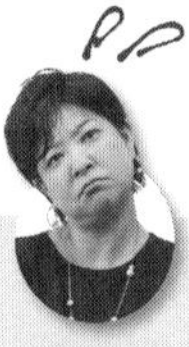
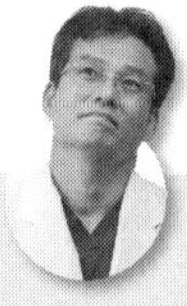

食事に注意しないといけませんね。

はい、つわりの時期は食べられなくて、
みなさん食事が偏っていたと思いますが、
栄養学的にバランスのとれた食事を心がけましょう。
塩分や油分は控えめに、
ビタミンやタンパク質をしっかりと摂りたいですね。
妊娠中はビタミンやカルシウムなど不足しがちです。
食事が不十分な方はもちろんですが、十分に摂っているという方でも、
サプリメントを活用しましょう。

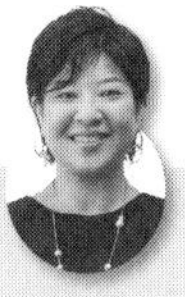
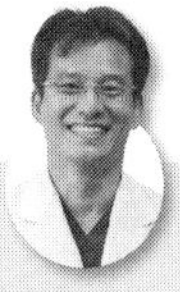

逆に積極的に食べたほうがいいものとかありますか？

はい、葉酸をはじめとしたビタミンB群、鉄分のほか、
食物繊維、カルシウム、ビタミンD、
多価不飽和脂肪酸のひとつであるＤＨＡ、オメガ3脂肪酸などは、

積極的に摂取すべき栄養素です。

とくに、カルシウムは以前は子宮収縮を引き起こすからダメだという、誤った考えから、推奨されていませんでした。

妊娠中は胎児のカルシウム需要を満たすため、腸管におけるカルシウムの吸収量が増えますが、不足分は母体の骨からも供給されること、また、妊婦の骨代謝の特徴として、骨吸収は亢進、一方、骨形成力は低下するため、母体の骨密度（MEMO）が低下しやすく、ビタミンDとカルシウムを積極的に摂取することを勧めています。

MEMO

とくに、多産婦では骨密度が低下すると、将来、骨粗鬆症のリスクが高くなります。

産科のDr.より

妊娠中期の超音波検査で、医師は何をチェックしているのか？

エコー検査で気をつけていること

胎児のエコー検査の手順は、ドクターによって多少違いますが、見落としがないように、系統的にチェックしています。

まず、胎位（頭が下＝頭位か、頭が上＝骨盤位、逆子か）、胎児の心拍数、羊水量は正常かを確認します。ついで、頭から順に、頭の横幅＝児頭大横径、お腹周り＝腹囲、大腿骨の長さ＝大腿骨長を測って、胎児の推定体重を自動計算します。

次に、水平断といって、頭から腰に掛けて、ＣＴやＭＲＩのように内部構造をスライスしながら、慎重に観察していきま

当院で実際に行っている、
エコー検査の動画を紹介します

す。頭部の構造、胸部（心臓、肺など）、腹部（胃、胆嚢、腎臓、膀胱など）、外性器を観察します。

次に、矢状断といって、縦方向の表面や構造を観察します。後頭部や腰背部、腹部（心臓、胃、横隔膜、腎臓）を観察します。

手足は長管骨の長さや手足の指先まで、観察しますが、わかりにくく、短時間での確認は難しく、毎回はチェックできません。顔面は口唇や耳の位置、顎などを観察します。ほかに、胎盤の位置や大きさ、臍帯の血管の本数や臍帯が胎盤のどこに付着しているかなどをみます。

臍帯の位置は胎児が大きくなるとわかりにくくなるので、できるだけ妊娠の早い週数にチェックします。臨月になると頭の向きや臍帯が首に巻き付いているかどうか、羊水の量も注意してみます。

臍帯が首に巻き付いていると、心配だと思いますが、3～4割の方は臍帯が巻き付いていて、大きなトラブルもないため、あまり患者さんには言わないようにしています。しかし、2巻以上に巻き付いていると、分娩時に急変する場合があり、不安を煽らないように、慎重に言葉を選んで、説明しています。

心臓は毎回、心室・心房の大きさ、軸、動き、大血管の数や走行などを観察していますが、心室中隔欠損などは見つけにくく、課題です。

最後に、４Ｄ画像といって、主に顔を中心に、かわいい写真を撮ります。でも、羊水が少なかったり、胎盤がお母さんのお腹側に付着していたり、顔そのものがうつ向きの場合は観察できないので、腕とか、足とか、どんな格好をしているか、わかりやすいポーズを探して、写真を撮って、妊婦さんに手渡ししています。

エコー検査は便利で、有用な検査方法ですが、妊婦健診の限られた時間内で、細部まで、詳細に把握することは難しく、今後の課題です。

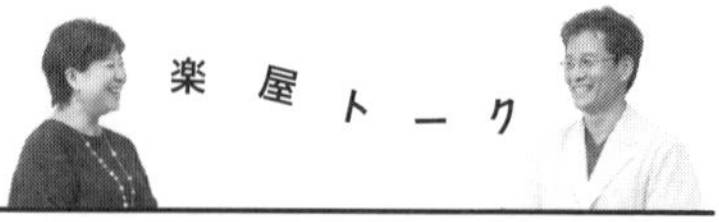

妊婦さん、子宮頸管無力症に注意して！

こはま **先生、流産を心配している女性も多いと思うんです。この時期に気をつけるべきことはありますか？**

先生 経産婦では子宮の収縮がわかることも多いですが、初めての妊娠では子宮収縮はわかりにくいようです。

最近、なんとなく子宮が硬い気がすると感じる方はお腹が張っているかもしれません。子宮の硬さ、収縮を頻繁に感じる時や、なんとなく違和感がある時は可能であれば、横になって、休んでみましょう。それでも治らない時や出血がある時はご相談ください。

なお、子宮の収縮がわからない、自覚がないのに、いつの間にか、子宮が開いて流産してしまう、子宮頸管無力症（MEMO）という怖い病気があります。原因はわかっていません。

子宮頸部の硬さや超音波検査で、子宮頸管の長さをこまめにチェックし、子宮の収縮を誘発するような、長時間の立ち仕事や重労働、妊娠に不相応な活発な行動を控えましょう。不安な方はかかりつけ医に相談しましょう。

また、子宮が大きくなる前に、歯科健診を受けて、歯周病や虫歯の治療を早めに行いましょう。

MEMO

子宮頸管無力症…子宮頸管長は35㎜以上が正常で、妊娠初期は50㎜くらいが普通ですが、妊娠初期に35㎜より短い場合は注意が必要です。子宮頸管無力症という、子宮口の内側が自然に緩んでくる体質かもしれません。子宮収縮の自覚症状がなく、突然、流産や早産となることがあります。毎週、あるいは隔週に頸管長をチェックし、子宮収縮が増加する運動や性交渉は控えましょう。

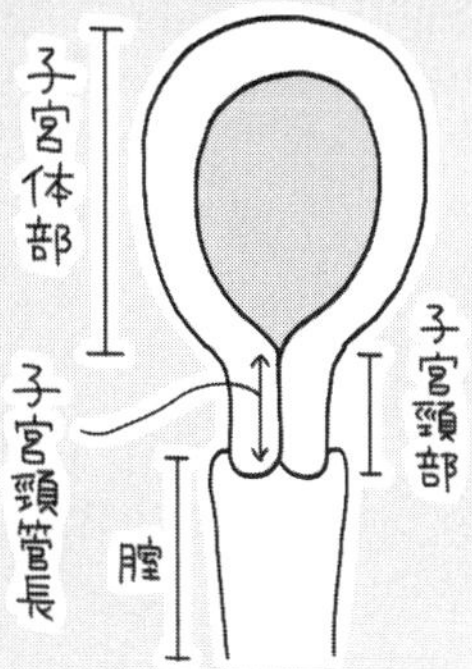

ON AIR 18

妊娠20週くらい〜24週くらい

顔立ちもはっきりしてきます、声も聴いていますよ

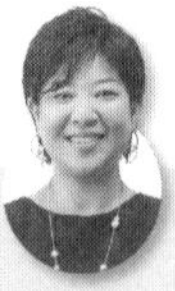

こんにちは、こはまもとこです。
小松先生、よろしくお願いいいたします。

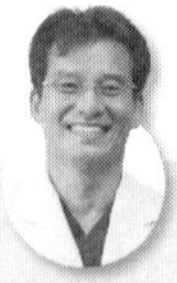

よろしくお願いします。

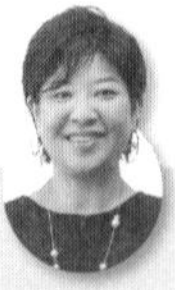

妊娠中期について、お話をしていただいています。
今日は、妊娠20週目からのお話ですね。

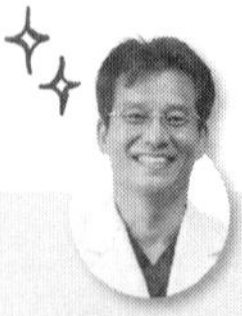

はい。妊娠20週以降のお話をしたいと思います。
妊娠20週ぐらいになると、内臓がかなりはっきりと見えてきます。

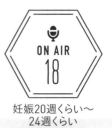

腎臓は大きなそら豆のような形をしていますが、
超音波検査でお腹の断面を観察すると、
背中のほうに背骨を挟んで、
左右ひとつずつドーナツ状の形で確認できます。
羊水を口から飲み込んで腸で吸収したあと、
大人と同じように、腎臓でろ過して、尿を膀胱に溜めて、
排尿するというサイクルが確立されます。
従って、羊水量が少ない時はまず、
腎臓や膀胱に異常がないか、確認します。
口唇もこの頃、確認できることが多いです。

そのほか、心臓も大血管と呼ばれる大動脈や
肺動脈が確認できるようになります。

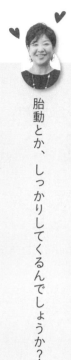

胎動とか、しっかりしてくるんでしょうか？

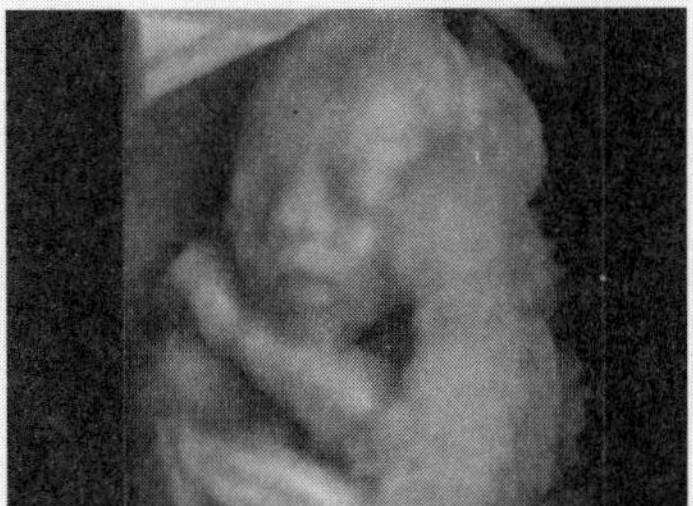

妊娠23週5日の胎児。

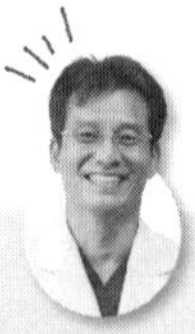

はい。赤ちゃんの排尿による羊水量も増えて、
赤ちゃんの骨格や筋肉がしっかりしてくるので、
羊水の中で赤ちゃんはグルグルと自由に動き回るようになります。
でも、お母さんが活動している日中はわかりにくいかもしれません。
お休み前のゆっくり休んでいる時はわかると思います。
ちなみに、このころの赤ちゃんはよく回転するので、
逆子であっても心配する必要はありません。
また、外性器もわかりやすくなりますが、
超音波検査で性別を確実に判定できるのはもう少し先ですね。
準備はもう少し待ちましょう。

お母さんの状態はどうでしょうか？

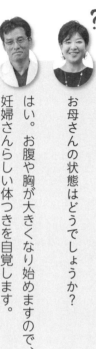

はい。お腹や胸が大きくなり始めますので、
妊婦さんらしい体つきを自覚します。

メラニン色素が生成され、色素沈着を起こしやすいので、日焼けにも注意しましょう。

人によっては多毛が気になると思いますが、毛剃りは炎症を起こしやすく、あまりお勧めしていません。

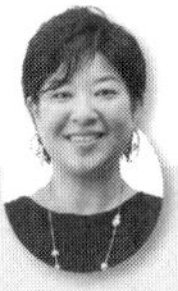

なるほど。

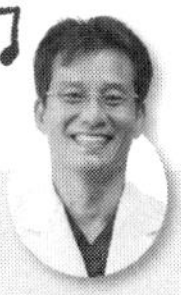

先輩ママさんたちに話を聞くのはもちろん、病院や地域の母親学級に参加するとお産の知識がいろいろ身につくので、参加してみるといいかもしれませんね。

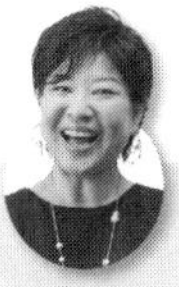

私も妊娠する前に、先生と番組を始めたかったです（笑）。

小松先生、ありがとうございました。

ON AIR
19

妊娠22週

妊娠22週はひとつの節目です

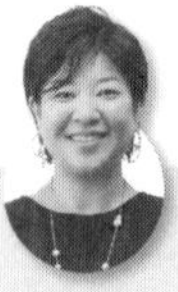

こんにちは、こはまもとこです。
小松先生、よろしくお願いいたします。

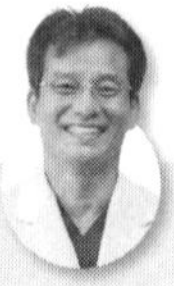

よろしくお願いします。

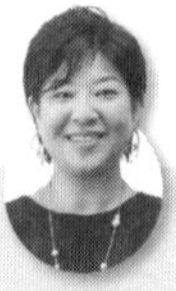

妊娠22週目からのお話ですね。

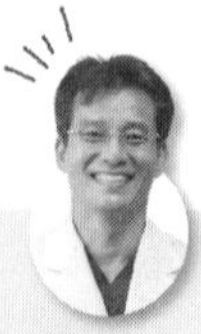

そうですね。早産、という言葉を聞いたことがあると思うんですけど、**妊娠22週以降37週未満での出産を早産といいます。**
そして、妊娠22週になると赤ちゃんの体重が概ね５００ｇを超えますが、

早産で生まれてしまっても生育可能な限界の在胎週数といわれます。
超音波検査では胎児の細かい部分も観察できるようになります。
内臓や各器官もだいぶ完成に近づき、それぞれの動きが活発になります。
体重増加分のほとんどは、筋肉や骨、内臓組織の発達によるものです。

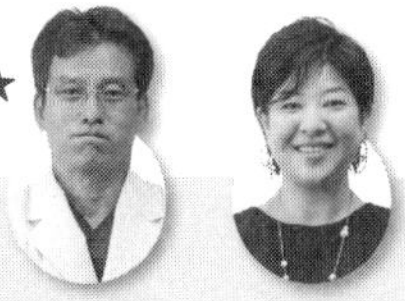

このころ、お母さんの状態はどうなるんでしょうか？

劇的に変化することはないと思いますが、
つわりがひどかった方も、
この頃には嘔吐することもなくなり、食欲が出て、
体重が急に増える方がいます。
せっかくつわりが治ったので、
厳しい食事管理を指導するのは忍びないのですが、
以前お話しした妊娠中の体重増加（P80）を参考に、
ゆっくり体重を増やすように心がけてください。

また、この頃に採血をしますが、貧血が見つかる方がいます。
もともと生理の出血が多い方は妊娠初期に貧血が見つかり、治療を開始していますので、このころにはよくなっていますが、栄養不足や偏った食事を摂っていた方は、この時期に貧血になります。

貧血には妊婦に特有の鉄欠乏性貧血が多く、サプリメントで足りない場合は鉄剤を処方します。
鉄剤は胃がもたれたり、嘔気がしたり、便秘になる方もいますので、食事中に内服したり、胃薬を処方したり、シロップに替えたりといろいろ工夫しますが、それでも合わない場合やひどい貧血の場合は週1~2回の静脈注射がオススメです。ご相談ください。

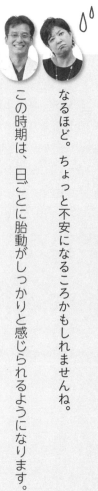

なるほど。ちょっと不安になるころかもしれませんね。

この時期は、日ごとに胎動がしっかりと感じられるようになります。

また、赤ちゃんは生まれる前から声を記憶できるので、
お父さんとお母さんの声を聞き分け、
胎動で反応してくれるかもしれません。
おなかの赤ちゃんに語りかけるのもいいかもしれませんね。

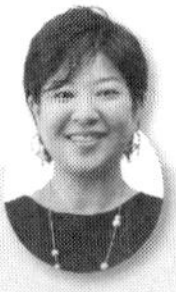

この時期、とくに注意することはありますか？

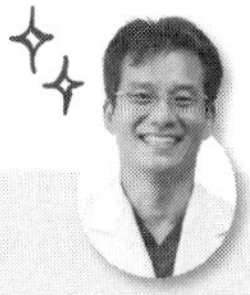

この時期は、いわゆる安定期です。
流産を繰り返していた方や高齢妊娠の方はひと息つける妊娠期間です。
お腹も大きくないので、身体も動けますし、お出かけしたり、
近場の温泉に旅行したり、美味しいものを食べたり、
マタニティライフを楽しんでもらえたら、と思います。

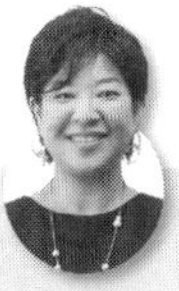

小松先生、ありがとうございました。

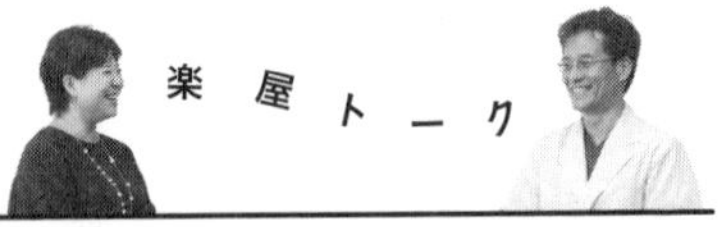

安産祈願の腹帯って、やっぱり必要なんですか？

こはま **ところで先生、妊娠5か月目の戌《いぬ》の日には、安産のお参りをする習慣がありますよね？**
私も、安産祈願で有名な宇美八幡宮に行きました。その時、腹帯ってしますよね？　あの腹帯って、やっぱり巻いたほうがいいんですか？　理にかなっているんでしょうか？

先生 はい、ご説明いたします。

腹帯に限らず、たとえば肩より高いものをとると逆子になるとか、夜、爪を切ってはいけないとか、妊婦さんには「これはしてはいけない」、「したほうがいい」という言い伝えがあるようで、妊婦健診をしているといろいろなご質問を受けます。

腹帯については、昔は妊娠が目立たないようにして、臨月まで仕事を続けるためとか、難産を避けるためにお腹を締め付けて、赤ちゃんが育たないようにしていたことが目的のようです。

でも、実際はお腹を締め付けない（MEMO）ほうがいいので、骨盤を固定して、腰痛や歩行をサポートするような骨盤ベルトは別として、腹帯の効果は儀式だと考えています。

高いものをとろうとして転倒すると危ないですし、お腹が大きくなると爪先が見えないので、注意しないと深爪をして、細菌感染を起こすとか、言い伝えにはそれなりに理由があるのだろうと考えています。

こはま **そうなんですね！　でも気分的にはやっぱり祈願しにいきたくなりますね（笑）**

先生 はい、妊娠したことをみんなでお祝いする大事な儀式ですので、伝統を大切に守って、次の世代にも繋げていきたいものですね。

MEMO

犬など、四足獣には妊娠高血圧という病気はないと言われています。理由については諸説ありますが、四足獣は子宮がぶら下がっていて、大動脈を圧迫しないが、ヒトは大きくなった子宮が大動脈を圧迫して、子宮胎盤の血流が阻害され、妊娠高血圧症（P162）が発症する、という学説があります。この学説を支持するとお腹を締め付けない方がいいですね。

ON AIR
20

妊娠24週くらい〜
28週くらい

母体にもだんだん変化がでてきます。日常生活にも注意しましょう

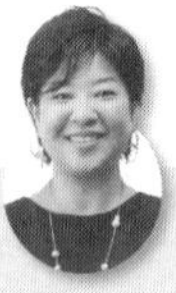

こんにちは、こはまもとこです。
小松先生、よろしくお願いいたします。

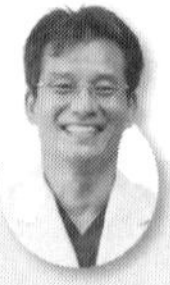

よろしくお願いします。

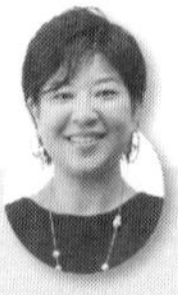

妊娠中期のお話をしていただいていますが、
今日は、妊娠24週目、妊娠7か月頃のお話ですね。

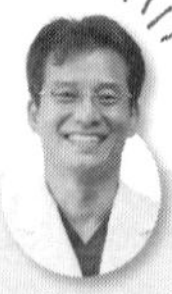

はい。このころ、お腹の赤ちゃんは、
身体の様々な器官の機能的な働きが整い始めると言われています。

まぶたが上下に分かれ、瞬きができるようになったり、眼球活動が始まり、モノを見ることができるようになるようです。記憶や感情が出てくるのもこのころと言われています。

●日常生活の注意点　体型について●

そうなんですね。お母さんの様子はどうでしょうか？

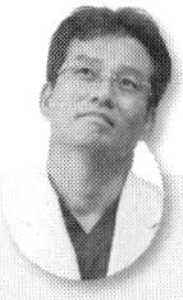

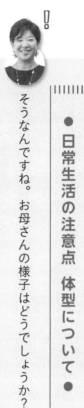

妊婦さんは、この時期子宮が大きくなっていて、子宮の最上部（子宮底部といいます）はおヘソよりも6～7㎝高くなります（MEMO）。この大きくなった子宮は胃や横隔膜を押し上げるため、食後の胸やけや息苦しさを自覚する方も多いです。

胸やけは逆流性食道炎といって、胃液が食道に逆流して食道に炎症を起こすことが原因です。

MEMO

子宮底長でいうと24㎝くらいです（P91）

よく噛んで食べる、消化のいい食べ物を摂るなどの工夫のほか、H2ブロッカーと言われるお薬がよく効きます。

息苦しさは妊婦さん特有のもので、横隔膜がもちあがって生理学的に肺活量が低下し呼吸回数が増加すること、貧血や、子宮収縮の増加が原因です。

また、**腸蠕動も鈍くなるため、便秘や痔に悩まされる方も増えてきます**。緩下剤（P153）はお腹も痛くなりにくいため、内服しても心配ありませんので、遠慮なくご相談ください。

それから、姿勢の変化も出てきます。お腹がグッと前にせり出してくるため、腰痛や、背中痛みを感じる人もいます。もともと腰痛持ちの人がさらにひどくなったりしますが、湿布や鎮痛剤は**胎児の心不全**（P30）をきたす恐れがあるため、お勧めしていません。休むようにしてください。

あと、もう少しお腹が出てくると、足元が見えなくなってきますので、バランスを崩して、ちょっとした段差で転んだりしやすいです。

実際、ご自宅の階段で転んでしまった、お風呂場で転んだなど、時間外に受診される方が増えてくるのもこの頃からです。

外出する時はサンダルやハイヒールは止めて、足元を見て、階段を上り下りしましょう。

ほかには、急に立ち上がった時や、通勤途中の満員電車で立ちっぱなしでいる時に、低血圧となり、ふらっと倒れることもあります。これを起立性低血圧といいます。

ご自宅でも、洗濯物を干していると脳貧血症状が出てくることがあります。

食事を抜いたりせず、腰掛けて休んだり、ウエストや胸辺りの低い位置で

干せる物干しを利用するといいでしょう。

妊娠中期から後期に掛けて、
貧血や妊娠高血圧症（Ｐ１６２）になりやすいので注意が必要です。
また、お腹が大きくなることで皮膚が伸び、皮下の細い毛細血管が破れて、
妊娠線が出てくる場合もあります。
市販の妊娠線予防クリームを塗ると効果的と言われていますが、
発症した場合はケロイドや、皮脂欠乏性の湿疹で使用する
ヘパリン類似物質のクリームが有効ですので、ご相談ください。

また、授乳に備えて、乳頭マッサージを始めるといいですが、
乳首の刺激は生理的に子宮収縮をきたします。
早産徴候がある方はやめておきましょう。

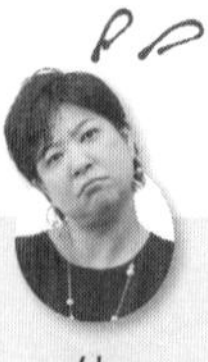

体型が変わって、うっかりバランスを崩したりしがちですよね。

たしかに7か月のころは、足元がお腹で見えなくなっていたので、
歩く時には注意していました。
そのほか、気をつけることはありますか？

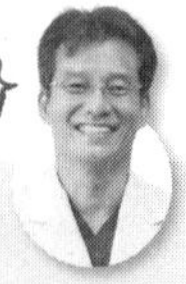

仰向けで寝ると苦しいという方は、背中に薄いタオルケットを敷いたり、
横向きの姿勢で寝ると呼吸が楽になると思います。

● クラミジア・細菌検査 ●

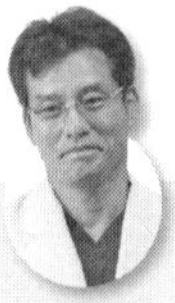

実は安定期と言いながら、
早産に注意しないといけない妊娠週数でもあります。

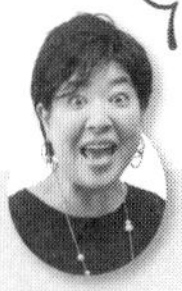

えーっ、そうなんですか？
「もう安心だよ！」という時期なんだと思っていました！

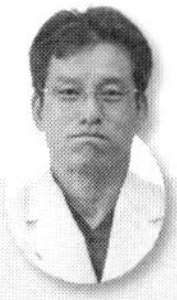

はい、気が緩むせいではないと思いますが、

とくに経産婦さんや早産歴のある方は早産傾向が出てくることがありますので、医師たちは注意して、子宮頸管長をチェックします。

当院ではクラミジアの検査も、妊娠26週の頃に実施します。

オリモノの量が多くて、臭いが気になる場合はお申し出ください。

別途、細菌検査も実施します。

●妊娠中期の栄養と体重管理●

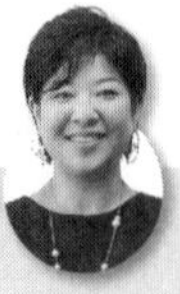
先生、この頃は、赤ちゃんの体重はどのくらいになりますか？

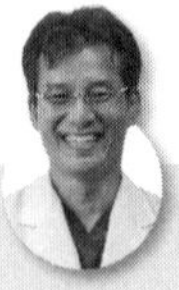
赤ちゃんの体重は、やっと1000gになります。

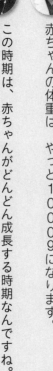

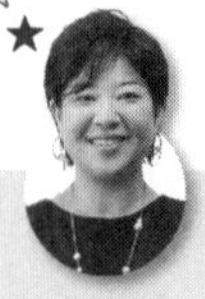
この時期は、赤ちゃんがどんどん成長する時期なんですね。
となると、やっぱり栄養のことが気になります。

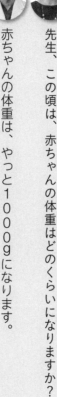

赤ちゃんのためにもしっかりと栄養補給をしたいですよね。

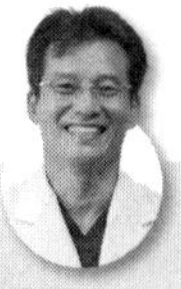

はい。この時期は妊娠前よりも、
1日に250キロカロリー程度は、栄養が余分に必要と言われています。
これは、白ご飯に換算するとせいぜいお茶碗いっぱい、150gです。
摂りすぎには十分注意しましょう。

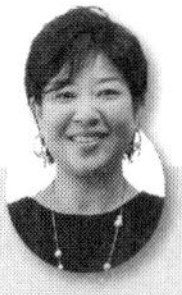

栄養を摂りつつも、太りすぎないことが大切なんですね。

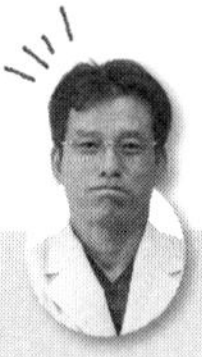

はい、このころの体重は、
妊娠前とくらべて、2~3kgくらい増えているのが理想ですね。
脂質は控えて、必要な栄養素をたっぷり摂りましょう。
いつも言っていることですが、食事はバランスに気をつけてください。

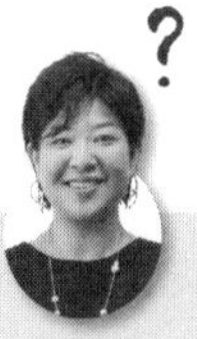

どんなことに気をつければいいでしょうか？

栄養は炭水化物中心でなく、
タンパク質もしっかりバランスよく摂りたいですね。
ビタミンもバランスよく、しっかり補給しましょう。
ただし、肉類はお手軽にタンパク質、ビタミンAやDが補給できますが、
お肉の加工食品にはリンが多く含まれています。
リンを過剰摂取すると、足の甲や足首のむくみ、
こむら返りの原因になりますので、肉類に偏らないよう、
魚や大豆などの植物性タンパク質を中心に摂るよう心がけましょう。
和食を中心にすると、自然に油の摂りすぎを抑えられるかもしれません。
調理法も、油を使う炒め物ではなく、煮物にしたり、
サラダにかけるドレッシングをノンオイルにするなど工夫しましょう。

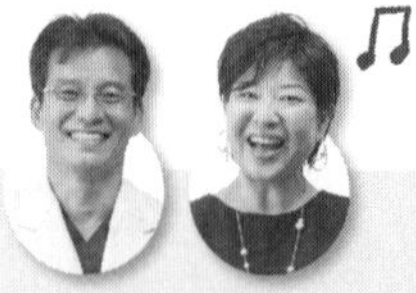

先生、ありがとうございました！

ありがとうございました。

第4章

充実の妊婦さん生活へ！

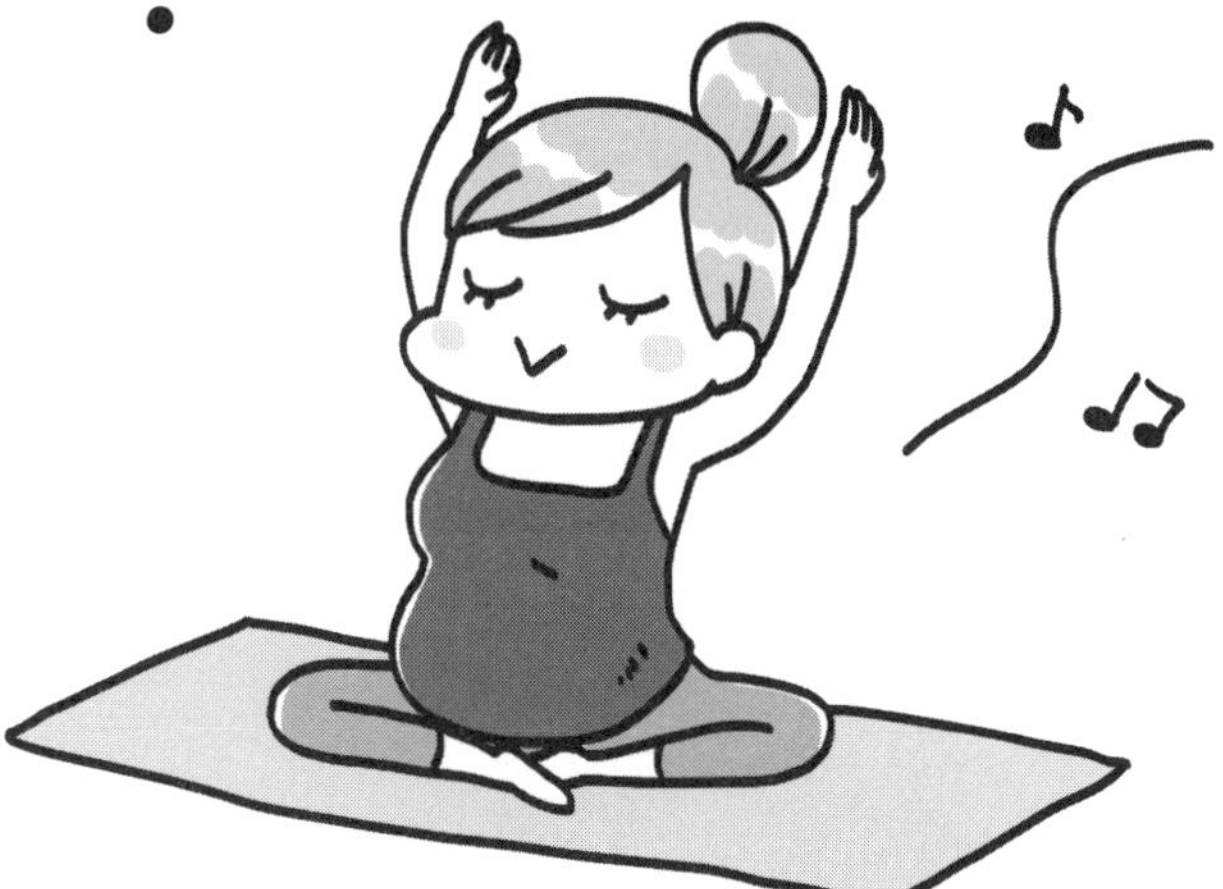

ON AIR
21

マタニティスポーツ❶

マタニティ生活にオススメのスポーツとは

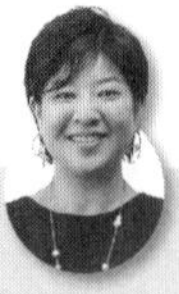

こんにちは、こはまもとこです。
小松先生、今回もよろしくお願いいいたします。

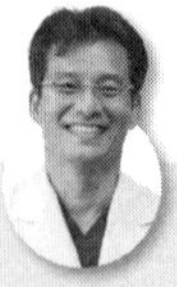

よろしくお願いします。

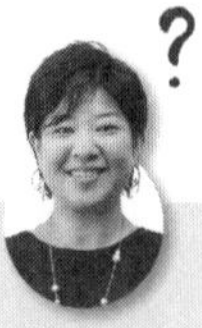

先生、今日は妊婦さんとスポーツの関係について教えていただきたいです。
妊婦さんはどの程度運動してもいいものなのか、妊娠時期のいつからならＯＫなのか、基本的なことから教えてください！

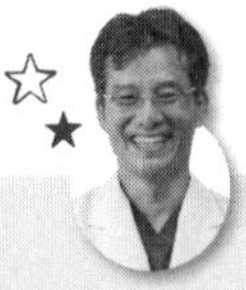

そうですね。
以前もお話をしたことがありますが、
競技性の高いもの、瞬発性を必要とするもの、
転倒の危険性があるもの、相手と接触したりするスポーツは向いていません。
そういった意味ではウォーキングや
マタニティビクス、あるいはマタニティスイミングなどの
有酸素運動はいいと思います。
身体を動かすことでストレス解消につながりますし、
むくみや肩こり、腰痛なんかも軽減できそうですね。
体重管理の面でも、もちろん有効です。
ただし、**体重管理にはあくまでも食事が大切**です。
食べすぎないようにしましょう。

スポーツをする時に注意点は、ありますか？

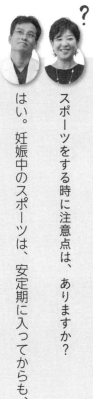

はい。妊娠中のスポーツは、安定期に入ってからも、

流産や早産に注意する必要があります。

前もって、医師に相談して、始めましょう。

お腹の張りが出てきた場合は、運動を中止しましょう。

妊娠中は出産に備えて、血液が普段より固まりやすく、血栓ができやすい体質（MEMO）になっていますので、運動をする際は、脱水症状にならないように、こまめに水分補給をしてください。

また、腹部を圧迫する服装は避け、あおむけのポーズも避けましょう。

そのほか、運動の後はしっかりと休む、炎天下の戸外は避ける、平坦な場所で行うなどの点に注意しながら、週に2～3回、1回30分間～60分間程度行うのがいいと言われています。

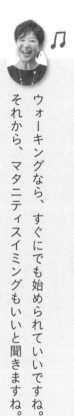

ウォーキングなら、すぐにでも始められていいですね。
それから、マタニティスイミングもいいと聞きますね。

MEMO

つわりがひどい時も脱水が原因で血栓ができることがあります。

はい。スイミングといっても、がっつり泳ぐのではなく、
水の中でエアロビクスやウォーキングをするといいです。
顔を水につける必要もなく、水泳が苦手な人でも安心して参加できます。
お腹が大きくなって、身体を動かしにくい妊婦さんも、
水の中なら、浮力が働くので、腰痛持ちや膝が弱い人でもできますし、
陸上の3倍のカロリーを消費できるのも大きなメリットですね。
母親だけでなく、お腹の中の赤ちゃんも
リラックスできるとも言われています。

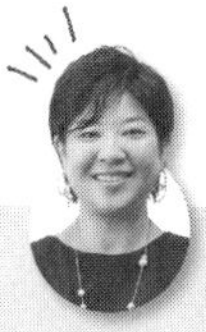

十分自己管理しながらの運動は、効果的ということですね。
次回もまた、マタニティスポーツについて教えてください。
小松先生、ありがとうございました。

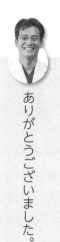

ありがとうございました。

ON AIR
22

マタニティスポーツ❷

マタニティヨガをする時に、注意したいこと

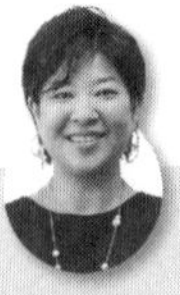

先生、先週に引き続き、
マタニティスポーツについて教えていただきます。
前回は、ウォーキングや、
マタニティスイミングがいいということでしたね。
ほかにも妊婦さんにオススメの運動はありますか？

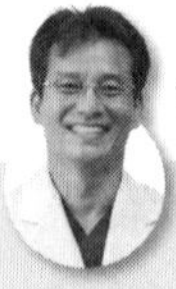

はい、マタニティヨガは
プールなどの設備もいらないので、オススメです。
当院でも講師を招いて、定期的に教室を開催しています。
マタニティヨガの運動強度は低く、

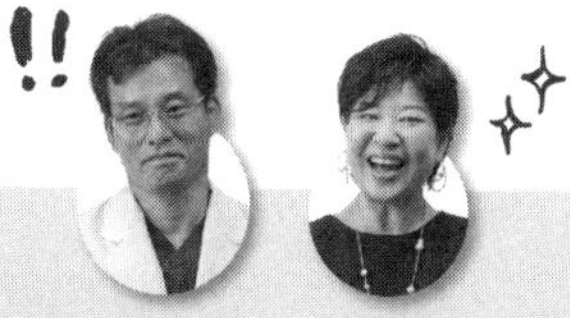

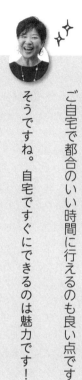

どんな方でも無理なく続けられる有酸素運動です。
血行が良くなり、体温が上がります。
腰痛、身体のむくみ、足のつりなどが緩和されます。
お腹の赤ちゃんを感じながら、ゆっくりと呼吸をすることで、
お産の時の呼吸の練習ができ、自律神経も整います。
お産に向けて骨盤を整える効果や
免疫力がアップするとも言われています。
お天気に左右されず、
ご自宅で都合のいい時間に行えるのも良い点ですね。

そうですね。自宅ですぐにできるのは魅力です！

ただし、注意点もあります。
マタニティヨガは、妊娠20週前後の安定期からできますが、
お腹が張る時や体調が悪い時は控えましょう。

疲れたら、中断しましょう。
お腹周りはゆったりと、締め付けない服装で。
また、冷えは良くないので、薄着に注意しましょう。
食後2時間は胃が活発に動いていますので、避けてください。
足元には十分注意して、ヨガマットを敷くなど、滑らないように。

そのほかにも、妊婦さんにオススメのスポーツは
マタニティビクスやピラティス、ジョギングなど、
様々なものがありますので、
自分に合った方法で適度に行うといいと思います。

マタニティスポーツを行うと、
体重の増加を抑えて、ストレスを軽減できるほかにも、
産後の疲労回復が早いとか、
産後の骨密度が保たれるなどの効果も期待できます。

無理せずに、ゆっくりと自分のペースで行ってください。

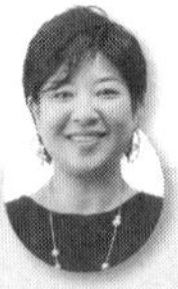

小松先生、ありがとうございました。

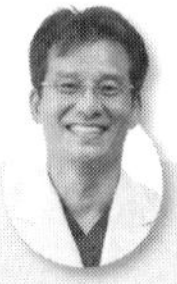

ありがとうございました。

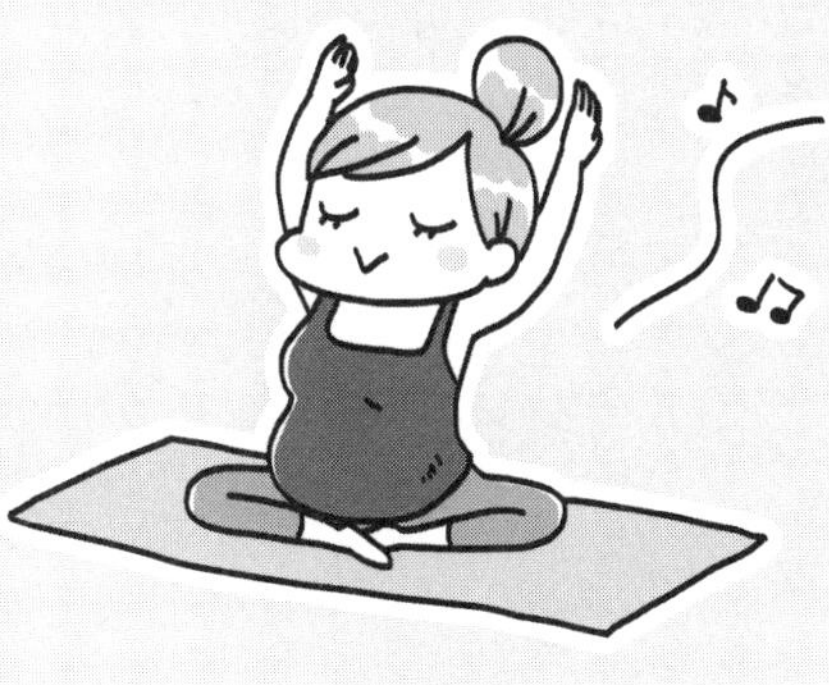

産科のDr.より

妊娠中の便秘・痔に注意！

妊娠中に、便秘や痔になりやすいのはなぜ？

女性は通常、月経周期の後半、すなわち排卵後、卵巣から黄体ホルモンが分泌されます。

この黄体ホルモンは妊娠中、妊娠維持ホルモンとして胎盤でも産生されます。胎盤の成長につれて増加していきますが、この黄体ホルモンは消化管の動き＝腸の蠕動運動を抑える働きもあるので、便秘になってしまうのです。

妊娠すると肥大した子宮の影響で、骨盤内に鬱血が起こり、また物理的に腸管を圧迫するため、便秘や痔が発生しやすい状態にあり、便秘でいきむ習慣があると容易に痔が増悪してしまいます。

便秘・痔の予防法、なってしまった時の改善法があります！

一般的に言われていることですが、便秘の解消には起床時にコップ1杯の水を飲んで、不溶性食物繊維の多い食品群（きのこ、ごま、豆腐、玄米、小麦ふすまなど）の朝食を摂りましょう。胃腸管反射を利用して排便をすることや、適度に運動することなど生活習慣の見直しが効果的です。

しかし、もともと慢性的な便秘に悩む人が妊娠すると、さらに悪化することが多く、これらの方法だけでは対応できないため、下剤の服用を勧めています。

下剤にはいわゆる大腸の蠕動運動を刺激する下剤と、水分を保持して便を軟らかくして排出しやすくする緩下剤がありますが、前者は子宮を収縮させて流産や早産を誘発する恐れがあるため、妊娠中は後者の服用をオススメしています。

排便の回数や満足感はひとそれぞれです。たとえ毎日出ていても、量が少なくて便が硬い場合は、少量から緩下剤を飲み始めてみましょう。

もともと便秘がちの人のなかには、生まれつき腸の蠕動運動が弱い方もいますので、たとえば1週間以上便が出ないといったひどい便秘症の方には刺激性の下剤を服用することがあります。また、「肛門まで便がきているのに、いきんでも出ません！」とお尻が腫れるまで我慢して、病院に駆け込む妊婦さんも、数年間に1～2名いらっしゃいます。ここまで悪化してしまうと、直接肛門から指で便を掻き出したり（摘便といいます）、座薬を使ったりして治療をします。便秘もひどくならないうちに、相談にきてくださいね。

ストレスが理由でなかなか便が出ず、出る時はお腹が痛くなって、下痢のように大量に排便するような過敏性腸症候群は、緩下剤だけではコントロールが難しい場合があります。生活習慣を改めて、乳酸菌や少なめの緩下剤を毎日きちんと服用するなどして、排便のコントロールを手伝います。

なお、ガスが溜まる便秘傾向の人には、漢方薬の大建中湯《だいけんちゅうとう》が有効です。かかりつけ医にご相談ください。

ON AIR
23

母親学級・両親学級

母親学級・両親学級は、一人で悩まずに、ぜひ参加しよう!

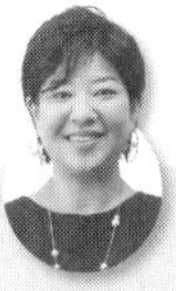

こんにちは。小松先生、よろしくお願いいたします。

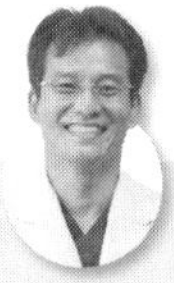

よろしくお願いします。

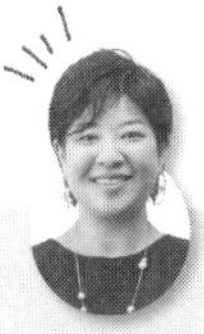

先生、今日は、母親学級について教えてください!
妊婦さん、とくに初産のお母さんは、
妊娠中、わからないことだらけで不安もあります。
そんな時、母親学級なんかがあると、不安も軽減されると思うんです。

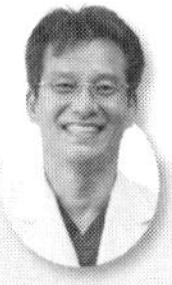

そうですね。とくに初めての妊娠は、

もちろんうれしさや楽しさもありますが、
変化していく身体や出産、育児への不安も大きくなりがちです。

自分の母親の体験なども参考になると思いますが、
当時とは、妊娠・出産の考え方が変わってきていますし、
ママ友やＳＮＳや、ネット情報も、
正しい情報かどうか悩むことは多いと思います。
そんな時に、安心して妊娠生活を過ごし、
自信をもって出産に臨めるように
カリキュラムが組まれているのが、母親学級です。
最近では、父親も参加できる両親学級が増えてきました。
とくに、ご主人が立ち会い出産を希望している場合は、
両親学級に参加したほうが、心構えができていいと思います。

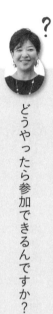

どうやったら参加できるんですか？

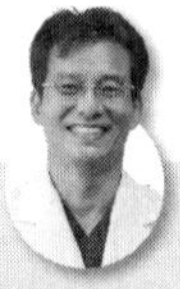

母親学級や両親学級は、
我々のように、病院で独自に行っているものと、
全国の市区町村が主催で、保健所などで開催されているものがあります。
内容としては、妊娠5か月くらいから受講できるものが多いようですね。
医師や助産師、保健師、栄養士などが
スライドや動画を使って、講義をします。

具体的には妊娠のメカニズム、妊娠中に必要な栄養や生活指導に始まり、
出産用品の準備、分娩経過など役に立つ情報を教えてくれます。
重りのついた腹巻きをお腹に巻いて、妊娠を体験することもできます。
また、出産後の沐浴指導、授乳指導などの実習もあるので、
両親で参加するといいと思います。

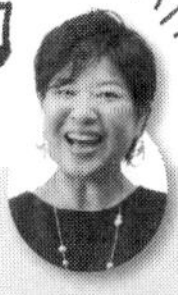

男性にもお父さんになる
心構えを持ってもらうために、一緒に参加するのは、
本当にいいアイデアだと思います。

また、**妊婦さんがたくさん集まるので、**
いろんな情報交換の場所にもなりますよね。

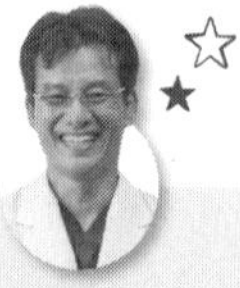

そうですね。
最近はコロナ禍で、教室の開催も限られていますが、
ぜひ、かかりつけの病院や自治体に問い合わせて、
母親学級、両親学級にどんどん参加してください。

小松先生、ありがとうございました。

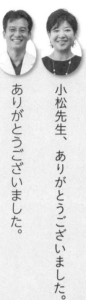

ありがとうございました。

Q マタニティウエアの選び方のコツは？

A

最近はワンピースだけでなく、ウエストがゴムのジーンズを着用している妊婦さんも増えました。日頃、「どんなマタニティウエアを着たらいいですか？」といった質問を受けることはありませんが、ひとつだけ気になることといえば、エコー検査をしていると、お腹に跡がつくほどきつめのジーンズをはいている方を見かけることがあります。お腹は締め付けないほうがいいので、できれば緩めのズボンを選んでください。

Q お風呂が大好きなのですが、長風呂は大丈夫？ 温泉は行ってもOK？

A

実は毎年、お風呂場で滑って転倒してお腹を打ったとか、股を強打して、夜中に受診される方がいます。大きなお腹で足元が見えづらいですから、滑らないように注意してください。ご自宅の湯船に浸かって、お風呂を楽しんでいただいて、結構です。温泉も大丈夫です。サウナは脱水しますので危険です。また、長湯も湯あたりをしますので、控えてください。

Q

エステやマッサージ、ツボ押しに行っても大丈夫ですか？

A

つい先日も、「妊娠前に購入した脱毛のチケットが残っているけど、受けてもいいですか？」と妊娠初期の方から、ご質問を受けました。炎症や色素沈着に注意すれば、おそらく大丈夫です。

足のマッサージはお腹が大きくなると、姿勢やリンパ液、血液の還流の具合によって、一時的に気分不良になるかもしれません。

むくみの治療や骨盤位の治療で、指圧を利用する妊婦さんもいらっしゃいます。ただし、子宮を刺激するようなツボもありますので、指圧師に相談しましょう。

第5章 妊娠時のトラブル、こんなときはどうする？

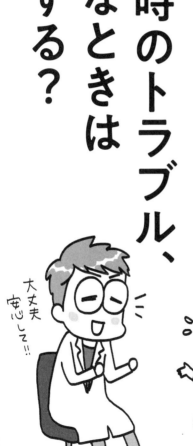

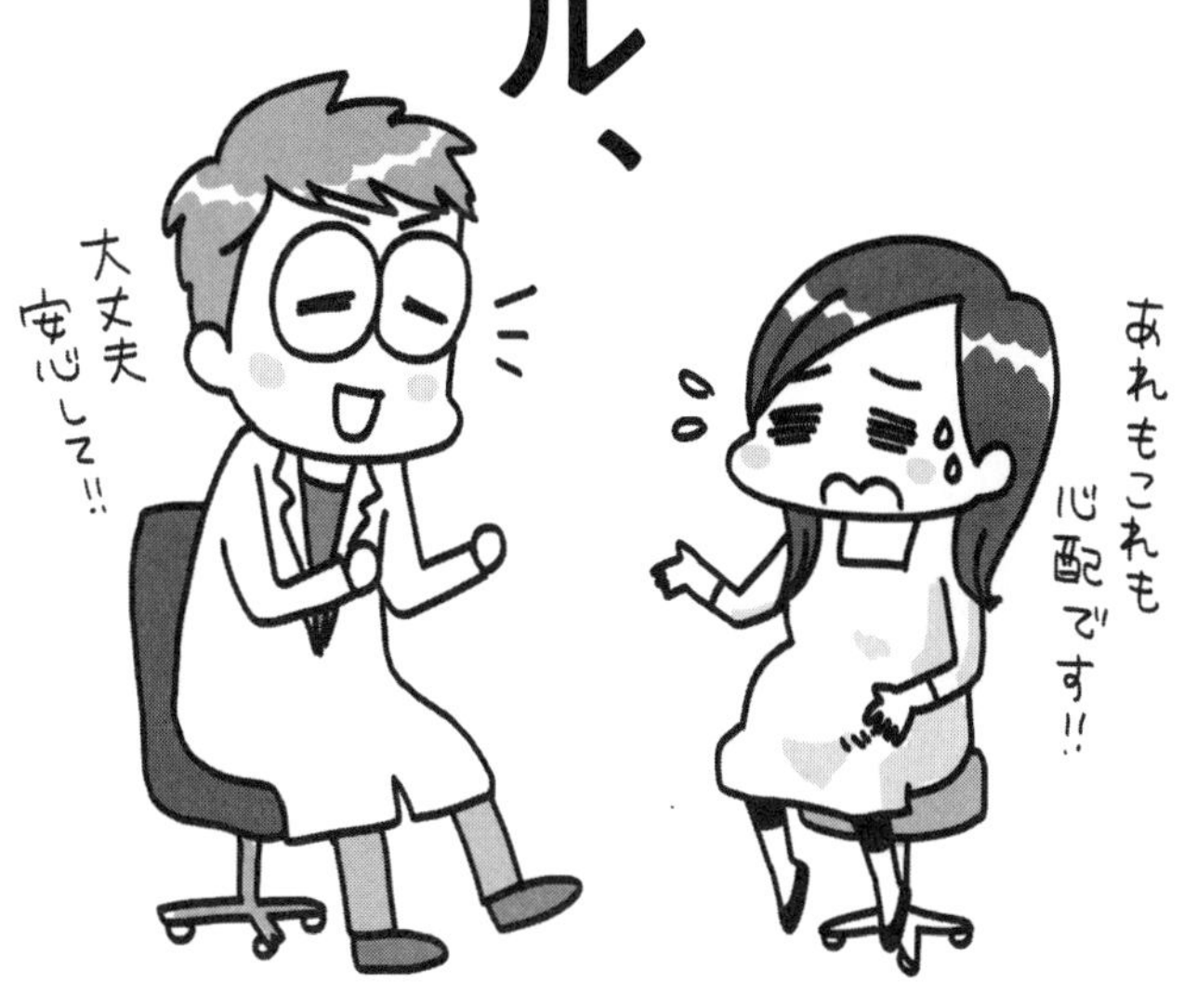

ON AIR 24

妊娠高血圧症候群

妊娠高血圧症候群、予防の基本は食事と生活習慣です

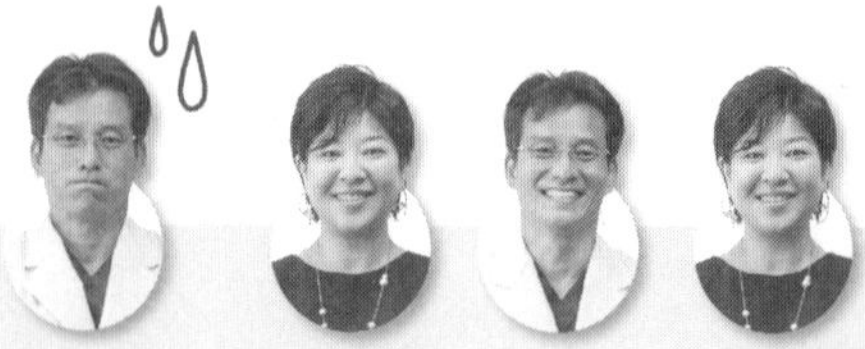

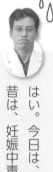

こんにちは、こはまもとこです。小松先生、今回もよろしくお願いいいたします。

よろしくお願いします。

妊娠後期についてお話ししていただいています。先生、今日はどんなお話ですか？

はい。今日は、**妊娠高血圧症**についてお話しします。昔は、妊娠中毒症と言われていました。

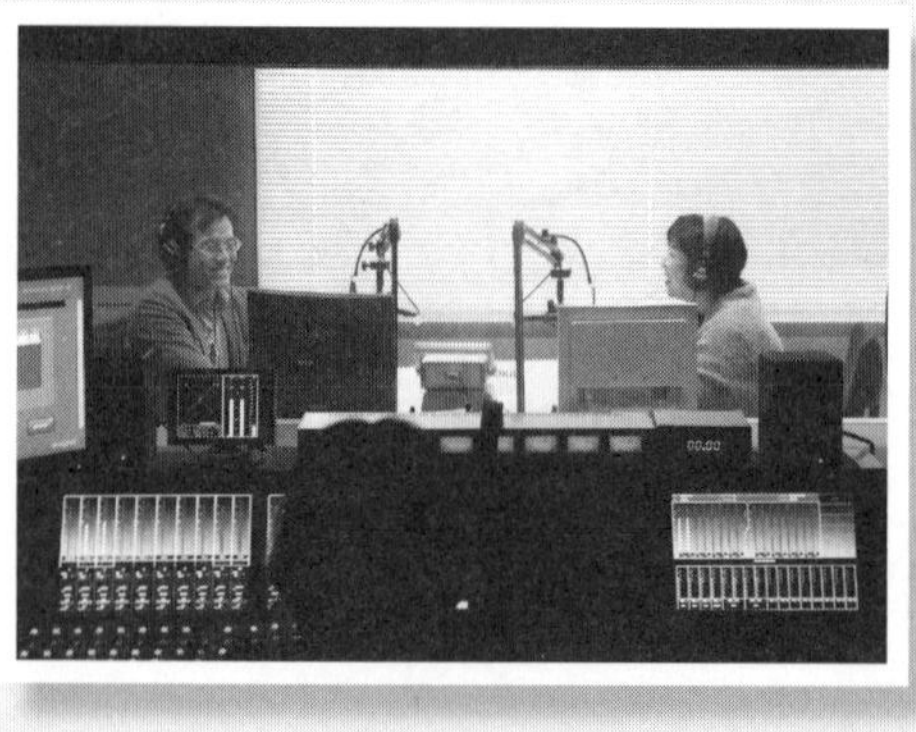

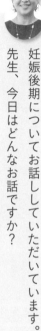

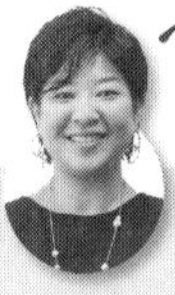

妊娠中毒症、聞いたことがあります。

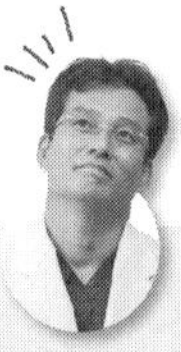

はい。妊娠中毒症は私が大学病院で研究した疾患でもあります。
そもそも妊娠は母親の身体、とくに子宮に対して強いストレスを与えますが、
妊娠高血圧症は妊娠そのものを許さない体質の方や
妊娠に適応しない状況下で、
子宮と胎盤の生体反応が、
全身に様々な身体反応を起こして発症すると考えられています。
妊娠が母体に与える負担のうち、
わかりやすいのは全身の血管がれん縮、すなわち、血管が痙攣を起こして、
血圧があがり、それが腎臓で起きるとタンパク尿やむくみが現れます。

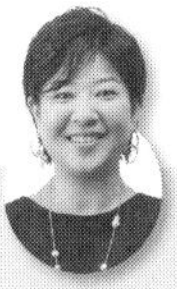

予防策はあるんでしょうか？

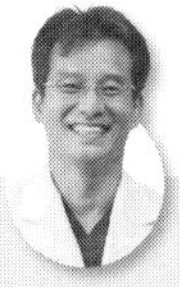

はい。妊娠高血圧症になるのは妊娠後期になってからですが、
もともと高血圧や、腎臓病、糖尿病などの持病がある人、

肥満、遺伝的な素因を持っている人がなりやすいと言われています。

また、血管が老化し始めた高齢の妊婦さんも、ややリスクが上がります。


妊娠中に急激に太って、過度なストレスを抱え込むなど身体への負荷が大きくなると、発症することがあります。

予防の基本は食事です。

塩分を控えめに、低カロリー、高タンパクな食事を心がけ、サプリメントをきちんと摂りましょう。

また、不規則な生活を避けて、ストレスをなくすことも大切です。

妊娠高血圧と診断されたら、ひどくならないように、ドクターの指示に従いましょう。

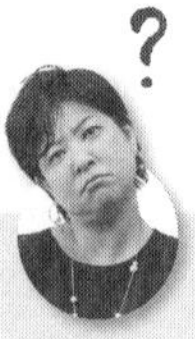

そうなんですね。規則正しい生活と、低カロリーで高タンパクな食事、ストレスをためないことが大切なんですね。
妊娠中毒症は、出産すれば治るんですか？

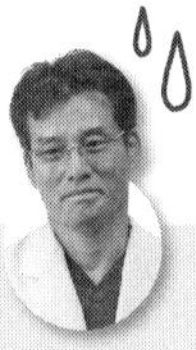

いえ、ごく稀に、
産んだ後に発症する場合もありますし、
いったん血圧が正常に戻っても、
将来、高血圧になる方も多いです（MEMO）。

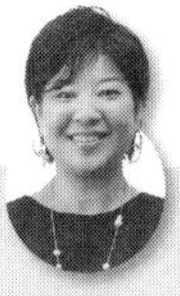

小松先生、ありがとうございました。

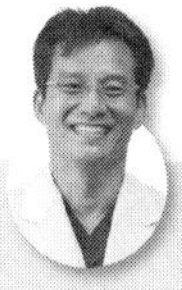

ありがとうございました。

MEMO

ほかに、心筋梗塞など虚血性心疾患や脳出血など脳血管障害、腎疾患、糖尿病、深部静脈血栓など様々な疾患を発症するリスクが高いと言われています。運動療法、食事療法、禁煙に努め、定期的に健康診断、脳ドックなどを受けましょう。

ON AIR
25
妊娠中のむくみ

妊娠後期の悩みで多いのが、むくみです

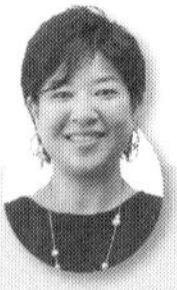

こんにちは、こはまもとこです。
小松先生、今日もよろしくお願いいたします。

よろしくお願いします。

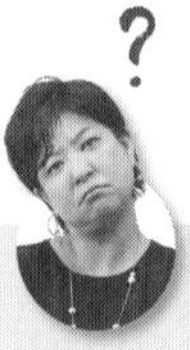

そういえば先生、
妊娠後期となると、とくに、手や足がむくんだりなんてこともありますよね？

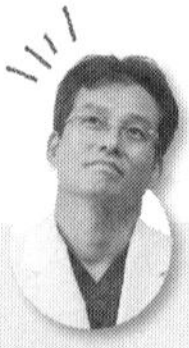

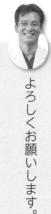

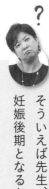

はい。妊娠すると身体の水分が、以前より3割ほど増えますので
妊娠後期に入り、大きなお腹に圧迫されると下半身の血行が悪くなり、

これがむくみの原因となります。
夕方や立ち仕事の後に足がむくみやすい人には、
医療用の弾性ストッキングをオススメしています。
とくに、**足の表面に下肢静脈瘤（P170）がある方は妊娠の早くから、**
終日、はいてみるといいですね。
夏の暑い時期の弾性ストッキングは蒸れるので、
そういった場合には寝る時は、足元にタオルケットを薄く広く敷いて、
その上に足を置いて寝るといいと思います。
お腹が大きくなるとストッキングもはけなくなるし、
一晩寝ても治らない場合は、漢方薬を勧めています。
なお、塩分は取りすぎないよう、注意してください。

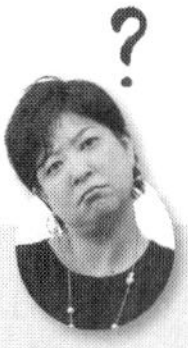

足がつったり、手がしびれたりする時は、
マッサージもいいと思いますが、
むくんでいる時にもマッサージして大丈夫ですか？

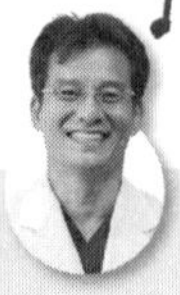

はい、大丈夫です。入浴中に行うとより効果的です。

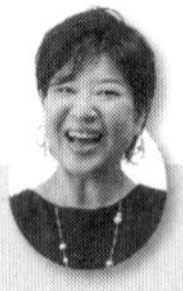

それから、入院、出産の準備もしておいたほうがいいですよね？
持っていくもののリストはもちろんですが、
そのほかに準備しておいたほうがいいというものはありますか？

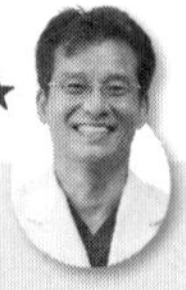

そうですね。入院時に準備するものは、
病院の指示があると思いますが、
入院する時の状況をシミュレーションしておくと
とっさの時に役立ちます。
たとえば、上のお子さんがいて、陣痛が始まったり、突然破水した時などです。
パートナーが一緒の時は心配ないと思いますが、
自分一人の場合は子どもをどうするか、
子どもが幼稚園の時はお迎えを誰に頼むかなど、
いくつかのケースを想定しておくと安心ですね。

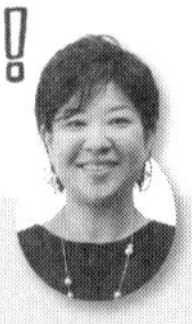

病院の夜間受付や、タクシーの電話番号なども一覧にまとめておくと便利です。

入院、出産時に持っていくものや心構えなどに関しては、改めてちゃんとお伝えしたいと思います（Ｐ１７３）。

そうですね。よろしくお願いします。

MEMO

預け先が見つからない場合、お子さんと一緒に来院されても結構です。ご安心を！

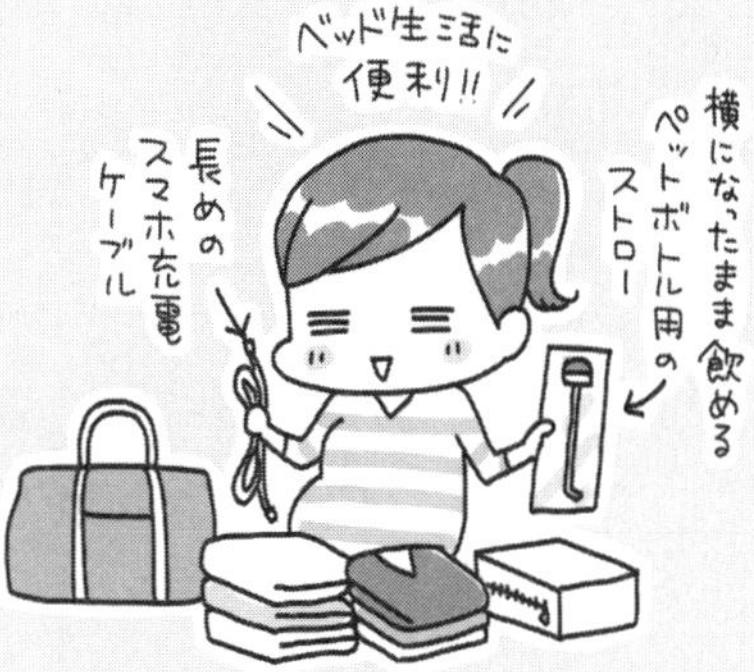
ベッド生活に便利!!
横になったまま飲めるペットボトル用のストロー
長めのスマホ充電ケーブル

産科のDr.より

下肢静脈瘤と弾性ストッキング

仕事をしている妊婦さんに知ってほしい弾性ストッキング

立ち仕事やデスクワークの方は、職業柄、下肢に静脈瘤が出やすく、妊娠するとひどくなる傾向があります。これを（表在性）下肢静脈瘤といって、ミミズが這っているような大きな青色の静脈がふくらはぎや太もも裏に浮き出てきますが、ひどくなると周囲が青や黄色に変色します。

最近の治療は大きくなった静脈の血管内をレーザーで焼灼したり、硬化剤を注入するなどして、大きな合併症も起こさず、日帰り手術できるようになりましたが、妊娠中はこれらの手術を受けることはできません。

早めに、弾性ストッキングを着用して、ひどくならないように努めましょう。

専門医もオススメしています

下肢静脈瘤の治療は以前は皮膚を切開して、カテーテルを使用する手術をしていましたが、現在はレーザーや高周波（ラジオ波）を使用した血管内焼灼術と医療用接着剤（グルー）を使用した血管内塞栓術があります。静脈の逆流の程度や静脈瘤のある部位によって判断します。治療にかかる時間は20〜30分程度で、足の局所麻酔で治療を行うため、すぐに歩行することができます。希望の方には静脈麻酔を併用しますので、眠っているうちに治療は終わります。

ご高齢の方・持病のある方・遠方からお越しの方・日帰り治療に不安がある方は、連携している福岡リハビリテーション病院での入院治療もできます（たけうち静脈瘤クリニック・武内謙輔院長　☎092-836-5595）。

弾性ストッキングは、むくみだけの方は市販のストッキングでいいですが、下肢静脈瘤がある方には医療用の弾性ストッキングをお勧めしています。だいたい4000〜5000円と高価ですが、市販品と比較して、40hPa（ヘクトパスカル）

と圧迫圧が高く、また下腿や大腿部分によって、緻密に圧力が計算されており、効果的です。

静脈瘤の場所によって、ふくらはぎ用、大腿用、ウエスト用があります。

ご購入の際はかかりつけ医にご相談ください。

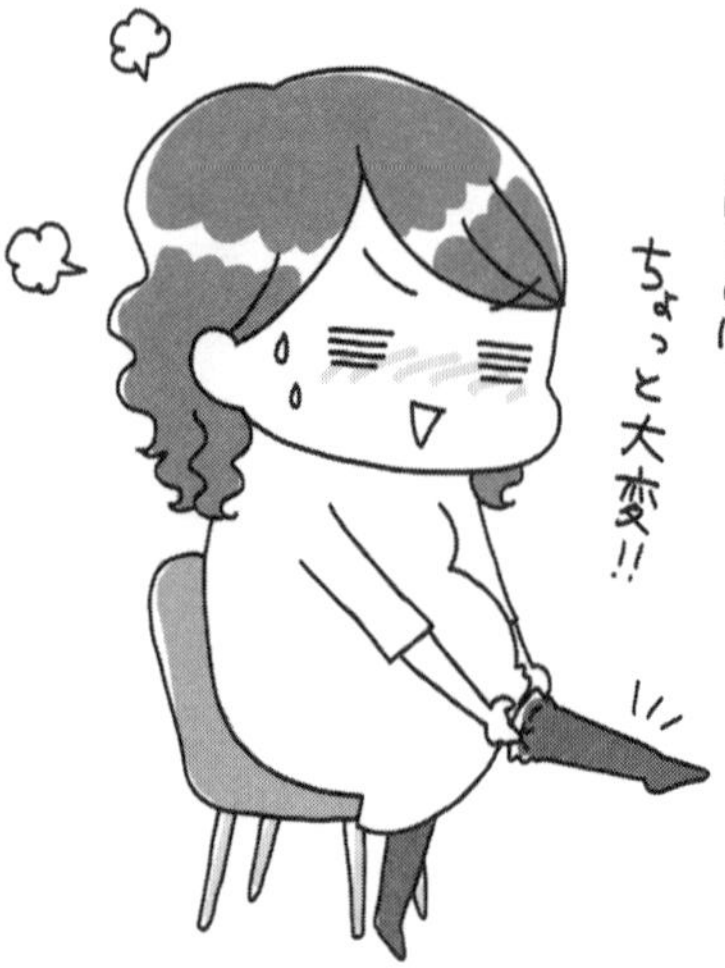

Q 入院前にこれだけはしておいたほうがいいこと、準備しておいたほうがいいことってありますか？

A

初めての妊娠で、実はこれまで、入院したこともないという方は珍しくありません。「なにから、準備を始めたら良いのか」、「なにを準備したら良いのか」皆目、わからず、不安があると思います。通常、どこの病院でも、入院生活の必需品をリストアップした資料がありますので、かかりつけ医にお尋ねください。参考までに、当院の場合の必需品を表にします。

出先で、出血や破水したときは急に入院したり、救急搬送

MEMO

入院生活の必需品

- ●洗面道具　●歯ブラシ、歯磨き粉
- ●ボディタオル　●生理用ショーツ数枚
- ●生理用ナプキン（昼・夜用）各1枚
  ※産後は性器出血が1か月ほど続きます
- ●汚れてもよいフェイスタオル2～3枚
  ※おっぱい用です
- ●前開きのロングパジャマ1枚
- ●産褥ショーツ2枚
  ※分娩前後に使用します
- ●パジャマまたは、授乳しやすい部屋着
- ●その他下着など
- ●授乳用ブラジャー4～5枚
- ●骨盤ベルト（必要な方）
- ●退院時の赤ちゃんの洋服（肌着・上着・おくるみなど）
- ●携帯電話と充電器

されることもあります。家に戻る余裕がなく、せっかく準備をした入院グッズも、持ってこられない場合もあります。前もって、ご家族の方に入院グッズの置き場所をお伝えしておくと良いでしょう。

MEMO

赤ちゃんのお洋服やオムツは生まれた時の体重によって、サイズが異なります。赤ちゃんはすくすくとすぐに大きくなり、小さいサイズはすぐ使えなくなるので、必要最低限の準備で結構です。頂き物やお下がりも、どんどん利用しましょう。

Q 妊娠中のセックスは安全ですか？

A

妊娠初期は概ね大丈夫ですが、流産や早産のリスクを常に意識する必要があります。

精液には酵素が含まれていて、子宮頸部が柔らかくなり、流産、早産の恐れがありますので、膣内への射精はできるだけ控えてください。また、出血やオリモノが多い方は当然ですが、子宮の出口が緩んでいる方、子宮頸部の長さ＝子宮頸管長が短い方も流産や早産の恐れがありますので、お控えください。また、オリモノが気になる方はクラミジア検査や細菌検査をしますので、かかりつけ医にご相談ください。

ON AIR
26

早産❶

早産になったら、赤ちゃんや母体への影響は？

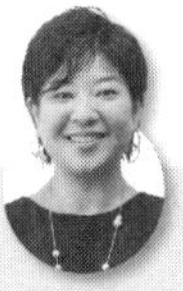

こんにちは。小松先生、よろしくお願いいいたします。
先生、今日はどんなお話しですか？

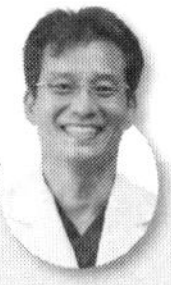

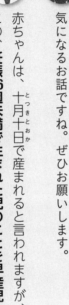

はい。今日は、早産についてお話したいと思います。

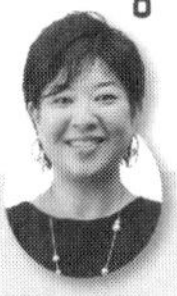

気になるお話ですね。ぜひお願いします。

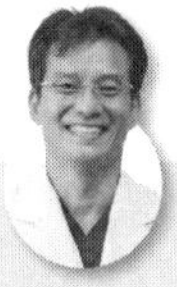

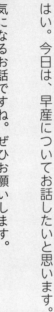

赤ちゃんは、十月十日《とつきとおか》で産まれると言われますが、
この、**妊娠36週未満で生まれた児のことを早産児といい、37週以降に産まれた児のことを正期産児**といいます。

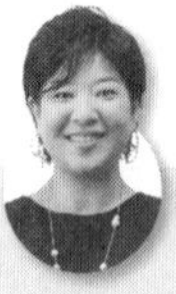

ところで、こはまさん、未熟児という言葉は聞いたことがありますよね？

はい、あります。

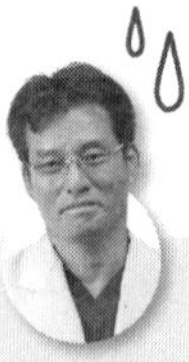

実は、以前は早産児のことを未熟児と言っていたのですが、
体重が２５００g以上の立派な大きさの赤ちゃんを未熟児と呼んだり、
正期産児なのに、体重が軽い赤ちゃんを未熟児というのは変なので、
早産した赤ちゃんはすべて早産児、
体重が２５００g未満の赤ちゃんは早産・正期産を問わず、
低出生体重児と呼ぶことにしています。
ただし、早産児のほとんどが低出生体重児なので、
便宜上、未熟児と呼んでいることも多いです。やっぱりわかりにくいですね。

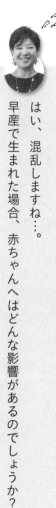

はい、混乱しますね…。
早産で生まれた場合、赤ちゃんへはどんな影響があるのでしょうか？

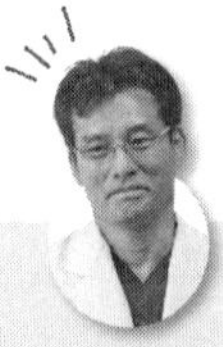

妊娠36週に入って産まれた早産児は、
体重も臓器的にもしっかりしていますので、
あまり心配しなくてもいいです。
したがって、36週に入って自然破水した時など多くの場合、
開業医で分娩できます。
ただし、出生後の体重変化は、
多くの場合、一時的に痩せてしまいます。
一般的には体重が2300g以上で
退院を許可している施設が多いと思いますが、
赤ちゃんは体重がしっかりと増えるまで入院し、
生後10日～2週間で
退院となるケースが多いです（MEMO）。

妊娠35週以前のもっと早い週数で産まれてしまうと、
ほとんどの臓器、内臓や皮膚の免疫機能が未熟なために、
未熟児特有の様々なトラブルが起きてしまうので、

MEMO

母親は分娩後4日目、あるいは5日目にいったん退院し、その後、授乳のため、毎日、来院していただき慣れていきますので、2300gで退院しても、ご自宅で、哺育ができます。育児不安が強い場合はご希望があれば、入院を延長することも可能です。かかりつけ医にご相談ください。

総合周産期母子医療センターなどでの分娩を勧められます。
とにかく早産にならないことが重要です。

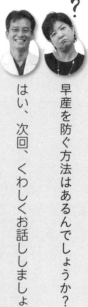

早産を防ぐ方法はあるんでしょうか？

はい、次回、くわしくお話ししましょう！

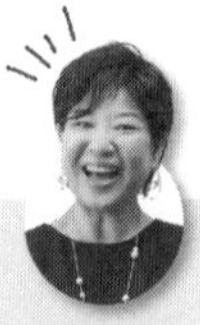

楽しみにしています。
小松先生、ありがとうございました。

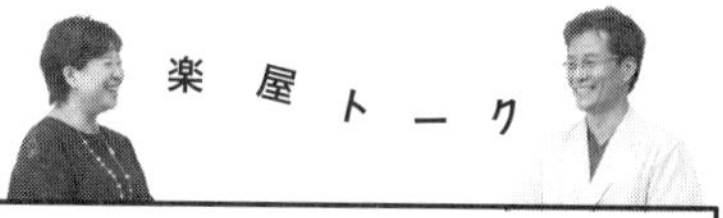

早産で生まれた赤ちゃんについて

こはま **早産の場合、赤ちゃんは、最初は保育器で育つんでしょうか？**

先生 はい。たとえ、妊娠37週以降に生まれた正期産児であっても、出生体重が、2500g未満の赤ちゃん＝「低出生体重児」や帝王切開分娩で出生したベビーは呼吸や体温が落ち着くまで、保育器で管理します。

逆に、早産の場合は、たとえ、2500g以上あっても、身体の機能が未発達で、多くのトラブルを抱えますので、保育器で管理します。

そこで、早産が予測される場合で、低出生体重児を管理できる設備がない場合は、NICU、新生児集中治療室を併設している病院に移って出産したり、産後、赤ちゃんだけを、NICUのある病院に移したりします。

保育器に入ると、しばらくの間、自由に抱っこや授乳ができませんが、成長を見守りながら、一緒に暮らせる日を待ちましょう。

ON AIR 27

早産❷

早産になるリスクを知っておきましょう

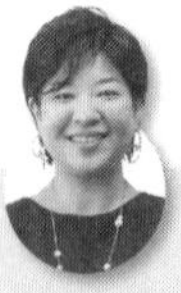

こんにちは、こはまもとこです！
小松先生、今回もよろしくお願いいたします。

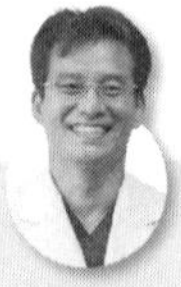

よろしくお願いします。

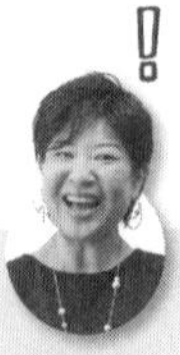

先生、前回から、早産についてお話しいただいていますね。
早産で生まれた赤ちゃんは、
早産児特有の様々なトラブルが起きてしまうので、
とにかく早産にならないことが重要だということを、
前回お話しいただきました。

それではどうして早産になってしまうのか、
今回から具体的にお聞きしたいと思います。

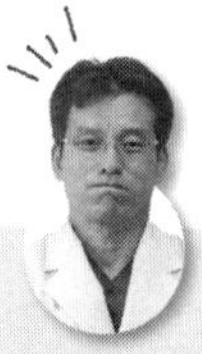

はい。出産の時期について、改めて説明しますね。
「出産予定日の4週間以上前に生まれること」
すなわち、「妊娠22週から36週の間に出産すること」を**「早産」**といい、
「妊娠37週から41週の正常な時期に出産すること」を**「正期産」**、
出産予定日を2週間すぎたら、
すなわち、妊娠42週以降の出産を**「過期産」**といいます。

早産はすべての妊娠のおよそ5パーセントで起きてしまいます。
原因は様々ですが、細菌感染や原因不明の破水、
子宮の出口が緩んでしまう体質（子宮頸管無力症、P122）によるもの、
重症の妊娠高血圧症（P162）や
前置胎盤（P202）など母体側の原因や
胎児の発育が停止してしまったなどの胎児側の原因で、

やむをえず、早産を選択することもあります。
これまでの妊娠で早産になった人は、再び早産になりやすく、
また子宮頸がんの治療で、子宮頸部の切除術（円錐切除術（＊））を
受けた方や、双子や三つ子といった多胎妊娠の場合も
早産になりやすいので、注意が必要です。

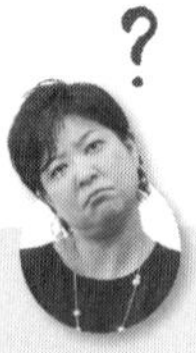

早産には、具体的にどんなリスクがあるんでしょうか？

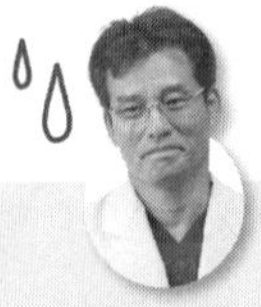

はい。早産で生まれた赤ちゃんは、
生まれた時期や産まれた時の状況によって、生命予後が変わります。
一般に、早産の時期が早ければ早いほど、各臓器の成熟が間に合わないので、
脳出血、脳性麻痺、呼吸障害、壊死性腸炎、腸閉塞など
早産児に特有な合併症を引き起こして、生命予後が悪くなります。
また突然、破水して、すぐに産まれてしまった場合や
慢性的な細菌感染が原因の早産も重症となります。

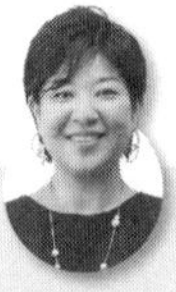

なるほど。早産には様々なリスクがあるんですね。
次回もまた、引き続き、早産についてお話しいただきます。
小松先生、ありがとうございました。

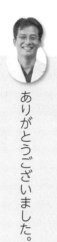

ありがとうございました。

（＊）

円錐切除術：子宮頸がんは多くの場合、子宮頸部へのヒト乳頭腫ウイルスＨＰＶの持続感染によって、正常→頸部軽度病変ＡＳＣ-ＵＳ→軽度異形成→中等度異形成→高度異形成→上皮内がん（初期の癌）→子宮頸がん（進行がん）へと病状が進行し、その進行具合＝ステージによって、治療が異なります。子宮頸がんの初期や子宮頸部高度異形成の場合、子宮の頸部を円錐状に切除（斜線部分）します。

そうすると子宮頸管が短くなるため、流産や早産のリスクがあります。子宮頸部中等度異形成の場合は病変を含む子宮頸部の表面をレーザーで焼灼する治療で済みますので、流産や早産の危険性はありません。ほかの病気同様、早期発見、早期治療が大切です。妊娠を考えている方は子宮頸がんの定期検診を心がけましょう。

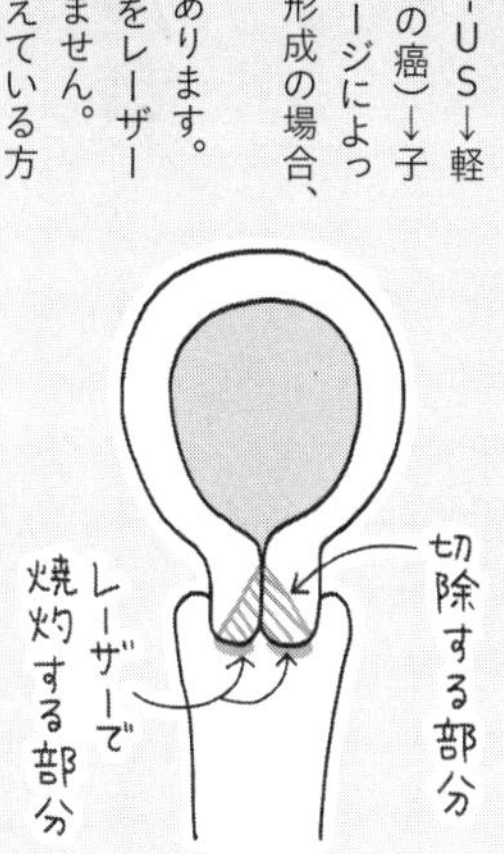

ON AIR 28

早産❸

妊娠後期の早産にも要注意

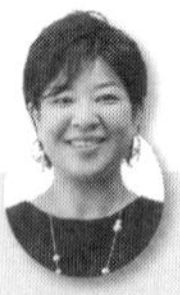

こんにちは、こはまもとこです！
小松先生、今週もよろしくお願いいたします。

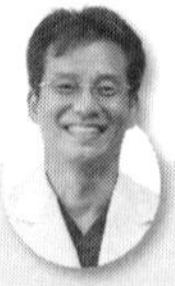

よろしくお願いします。

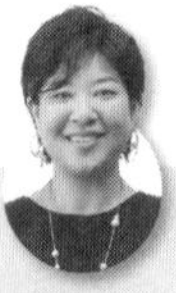

ここ2回は、早産についてお話ししています。
前回は、早産の原因やリスクについてお聞きしました。
今回もその続きになりますね。

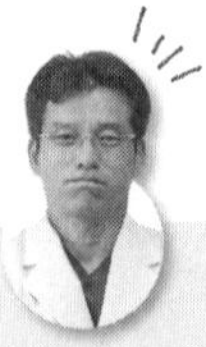

はい。妊娠22週から34週で生まれた赤ちゃんは

各臓器の成熟が間に合わず、いろいろな合併症を起こしやすい、
とお話ししましたね。
従来、早産の中でも34週以降に生まれた赤ちゃんは、
「後期早産児」といって、
37週以降に産まれる赤ちゃんと同じように後遺症がなく、
（産まれた時の状況にもよりますが）正常に育ちますよと言っていましたが、
現在は、後期早産児といっても、
すべての臓器が成熟しているわけではなく、
軽い呼吸障害や哺乳不良、黄疸が多く見られますし、
神経や運動の発達が遅れることも報告されていますので、
やはり**早産を防ぐことがとても重要だと考えています。**

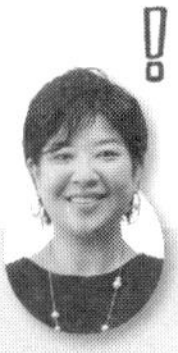

早産になってしまった場合、どのような対応をするんでしょうか？

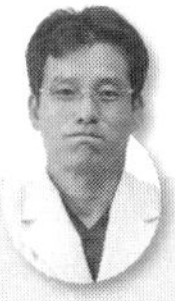

はい。早産で生まれた赤ちゃんは、人工呼吸や点滴、
栄養のサポートが必要なため、

新生児専門の小児科医がいる新生児集中治療室、
いわゆるＮＩＣＵで治療を受けます。
とくに、早い週数での早産が予想される場合は、
大学病院やこども病院など、
総合周産母子センターのある病院で管理してもらいます。
突然産まれてしまった場合などは、赤ちゃんの呼吸や保温に注意しながら、
救急車で新生児搬送をすることもあります。

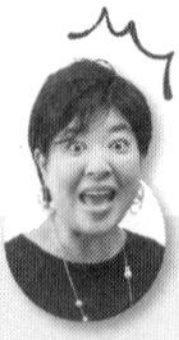

そうなんですね。
赤ちゃんにももちろんですが、お母さんにも負担が大きいですよね。

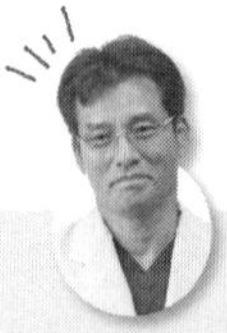

はい。ですから、早産は、とにかく早めに対応することが大切ですね。
早産しそうな状態を「切迫早産」といいますが、
子宮が頻繁に張っているかどうか、また超音波検査で子宮の出口、
いわゆる子宮頸部が短くなっていないか、調べます。

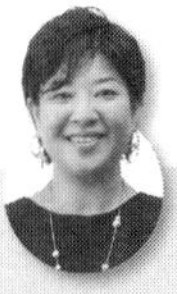

切迫早産と診断されたら、仕事を休んだり、過度な運動を控えたり、子宮収縮抑制剤（＊）を内服してください。

次回は早産を予防する方法について、より具体的な対処方法をお話しします。

ぜひお聞きしたいです。よろしくお願いいたします。

小松先生、ありがとうございました。

（＊）
子宮収縮抑制剤：筋肉には横紋筋や平滑筋などありますが、骨格筋の場合は多くは横紋筋で、心臓を除く、内臓や子宮は平滑筋という筋肉でできています。妊娠初期は子宮壁の一部が部分的に、不規則に収縮することが多く、心配ありません。子宮頸部が短くなった方や子宮が収縮しやすい体質の方は子宮全体が収縮することが多く（例外、子宮頸管無力症、P122）、子宮の筋肉の収縮を抑える薬＝子宮収縮抑制剤を飲む必要があります。服用を開始する目安は初めての妊娠であるか、前回、早産した、あるいは切迫早産で入院したかなど、いろいろありますが、一般的に、子宮頸管が短くなって、1時間に3～4回程度の子宮収縮が始まると内服を検討します。子宮収縮抑制剤はその薬の性質上、動悸や手の震え、湿疹、唾液腺の腫脹など自分でわかる副作用のほかに、白血球減少、膵炎、血糖値、肝機能の上昇など多様で、重篤な副作用があり、近年、内服を控える傾向にあります。薬を飲む前に、日頃、仕事が忙しい方や運動をしている方はまず安静に努めましょう。

ON AIR 29

早産❹

早産を防ぐためのポイント

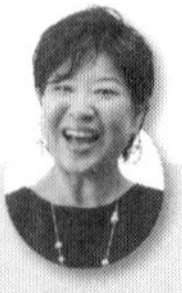

こんにちは！
女性のみなさんにはとくに大切な、産科・婦人科のお話を、
毎週、小松一先生にうかがっています。
小松先生、よろしくお願いいたします。

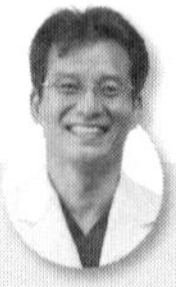

よろしくお願いします。

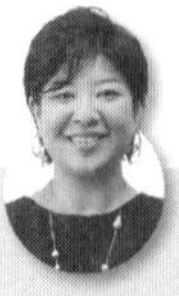

最近は早産について教えていただいています。
前回は、早産を防ぐには、とにかく早い対処が
大切ということについてお聞きしました。

今回もその続きになりますね。

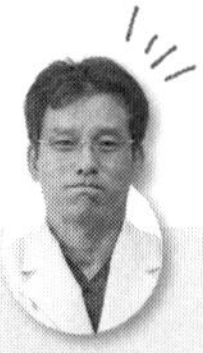

はい。**早産を防ぐには、やはり早期発見と早期治療が大切**です。
早産の原因は母体側と胎児側に分類されますが、
母体側の原因のひとつとして、膣の細菌感染があげられます。
膣に細菌が感染すると子宮が張りやすく、
卵膜に炎症を起こして、破水したりします。
細菌性膣炎は女性の10～30パーセントに認められますが、
大半は自覚症状がなく、妊婦健診で丁寧に問診し、
細菌培養検査をすることが重要です。
最近、オリモノの臭いが気になる、痒みがある、
オリモノの量が多いなどの症状があれば、ドクターに相談しましょう。

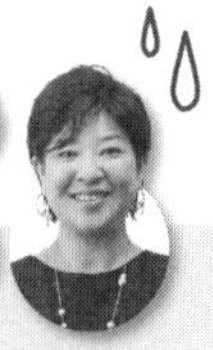

なるほど。やはり早期発見が大事なんですね。

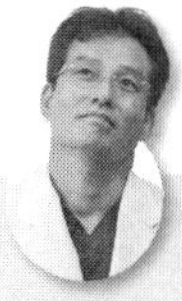

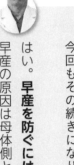

はい。ほかにも子宮頸管無力症（Ｐ１２２）という病気がありますが、

これは、子宮収縮を感じないのに、子宮の出口＝子宮の頸部が緩んで開いてしまい、突然出産してしまうという怖い病気です。
妊娠20週くらいで子宮口が開くと、妊娠の継続は難しく、
胎児は助からないので、妊婦健診で、
頻繁に（MEMO）子宮頸部の長さを
超音波検査で確認することが重要です。
万が一、子宮頸管無力症と診断された場合は
安静入院し、子宮収縮抑制剤の点滴治療や子宮頸部を縛る
子宮頸管縫縮術という手術を行います。
なお高齢妊娠や肥満で、重症の妊娠高血圧が発症した場合や
喫煙やなんらかの原因で、
胎児の発育が止まった（子宮発育遅延）場合などでは
やむをえず、治療的早産を選択しないといけない場合もあります。

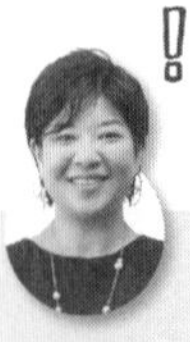

わかりました。

MEMO

妊婦健診は妊娠24週までは通常、4週間に1回の頻度ですが、当院では2週間から、3週間に1回の頻度で、子宮の頸部をチェックしています。

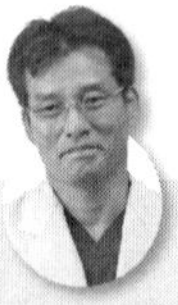

でも、実際には早産の50パーセントは原因不明で、
これらの異常が見つからなかったにもかかわらず、早産が起こってしまいます。
注意していただきたいのは、早産してしまった小さな赤ちゃんを見ると、
お母さんは、驚き、戸惑い、
赤ちゃんに対して、申し訳ない気持ちでいっぱいになり、
産んでしまった自分を責めるようになります。
精神的に**うつ状態**に入ってしまう人もいます。
でも、小さな赤ちゃんが必要としているのは何よりも深い愛情です（MEMO）。

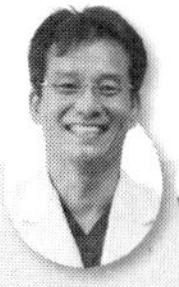

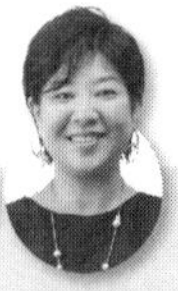

今は新生児の医療が進んでいますので、
あまり将来を悲観せずに、
たっぷりの愛情を持って育てていきましょう。

小松先生、ありがとうございました。

ありがとうございました。

MEMO

早産の場合、母乳が出ないお母さんも多く、悩まれる方が多いのですが、少量の母乳でもいいので、搾乳してNICUへ届けましょう。

産科のDr.より

「切迫早産で入院」ってよく聞くけれど…

どんな病気？

臨月に入る前に、子宮が不規則に収縮している状態のことをいいます。放置していると、早産の恐れがあります。

原因は？

日頃、仕事や運動のストレスが多い場合、また羊水が多い場合や赤ちゃんが大きい場合、双胎妊娠では、子宮が収縮しやすく、張りやすくなります。また、もともと子宮が張りやすい体質の方や子宮の頸管が短い方がいます。

腟の中が、細菌に感染していたり、クラミジアや淋菌に子宮頸部が感染していると、子宮収縮が増え、破水のリスクも増えます。

どうやって調べるの？

ほとんどの方は、子宮が収縮しているという自覚があります。出血する方もいます。自覚がない場合は、子宮収縮剤を内服し、子宮の収縮が治った状態を経験して初めて、今まで自分は子宮が収縮していたんだ、と気づく方もいます。

エコー検査では子宮頸管の長さを測定します。子宮が大きくなると、胎児心拍数陣痛図をお腹に装着して、30〜60分間、子宮の収縮を調べます。

治療は？

妊娠の週数や子宮頸管の長さ、子宮収縮の頻度、出血の有無などによって、治療法が異なります。

子宮収縮抑制剤の服用を勧めることが多いのですが、子宮収縮抑制剤は動悸や手の震え、湿疹など副作用が多く、体質的に合わない方もいますので、安静治療が一番です。

ハードワークをしている方は妊娠週数に限らず、休職や勤務の軽減を考慮してください。

◎妊娠24週以前の場合

子宮収縮抑制剤をしっかりと内服し、ご自宅で静養していただきます。前回、早産してしまった方や子宮頸管無力症と診断された方は早産を繰り返すリスクが非常に高く、安静入院を積極的に考慮します。

◎妊娠24週以降の場合

ほとんどの場合、入院する必要はありません。自宅での静養や子宮収縮抑制剤を内服することが中心です。出血を伴う場合や子宮収縮抑制剤が合わない方は黄体ホルモンの内服や安静入院が必要な場合もあります。

◎妊娠34週以降の場合

子宮頸管長が短くても、入院を勧めることはあまりありません。ご自宅でゆっくりしていただくことが多いです。

Q 早産でショックです。これから、子育てができるか不安です。赤ちゃんは、ちゃんと育ってくれるでしょうか？

A

早産した直後はすべてのお母さんが衝撃を受け、精神的に自責の念を抱きます。どうして、早産に至ったのか、今後、どうなっていくのか、とても心配だと思いますが、分析や事態を把握するのは後回しにして、毎日、きちんと搾乳して、面会に行くことが重要です。我が子の顔をみて、スタッフから、どんな治療をしているかなど、毎日、聞くことによって、不安や心配が解消されていきます。

新生児領域の医学は進歩しており、スタッフや医療を信頼していいと思いますが、それでも心配なことはスタッフに相談し、赤ちゃんをお迎えする準備をしっかりとしておきましょう。

周りの方は心配に共感することは大切ですが、いたずらに不安を煽ることはせず、お母さんが前向きに育児ができるように、相談に乗ってあげて協力しましょう。

Q 義母や実母から、昔の知識で妊娠生活や子育てを指導をされます。どうしたらいいでしょうか。

A

初めての育児で、右も左もわからない状態で、自分なりに、ネットやママ友や知り合いから、いろいろ聞いて頑張っているのに、母親から「経験者」だからと、昔の常識を押し付けられるのはつらいですよね。昔の知識や経験が、今でも通用することは多々ありますので、無下《むげ》に否定することはありませんが、もちろん、だいぶん違っていることもあります。たとえば、沐浴後に白湯を飲ませるとか、シッカロールをつけるとか（これらは、必要ないことです）。

もし、お母様方の指導に、不安を感じる場合はかかりつけ医やスタッフに相談してみてはいかがでしょうか？

相手を否定せずに、うまく説明できるかもしれません。

赤ちゃんが産まれて、家族が増えると、家族の繋がりはとても重要になってきます。良好な関係を築けるようにしていきたいですね。

ON AIR 30

前置胎盤

前置胎盤になる人、最近急増中です

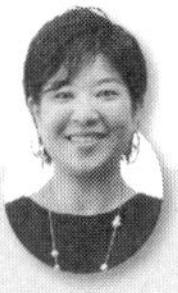

こんにちは、こはまもとこです。
小松先生、よろしくお願いいたします。

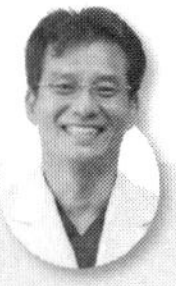

よろしくお願いします。

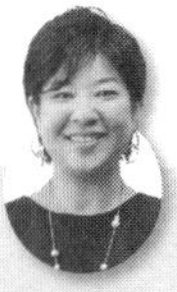

先生、今日はどういったお話でしょうか？

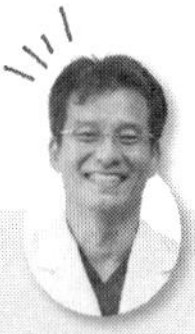

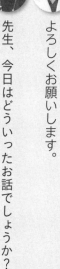

はい。今日は、早産に関連した胎盤の病気、「前置胎盤」についてお話しします。
前置胎盤とは、胎盤が正常の位置よりも低い位置、

すなわち子宮の出口（＝内子宮口といいます）付近で、育っている病気です。
通常の出産では、胎盤は赤ちゃんが産まれた後に出てきますが、
胎盤が子宮の出口そのものを覆ってしまっていると、
１００パーセント、帝王切開分娩になります。

子宮が開き始めると、胎盤付近から時に大量に出血してしまいます。
これを「警告出血」といいますが、子宮収縮の自覚がなく、
突然、赤い血が大量に出ることが特徴です。
出血が止まらなければ、緊急に帝王切開術を行わなければいけないので、
そのまま治療的早産になることも多く、予定外の
帝王切開術に備えて、早めに自分の血液を貯血（自己血貯血）、
輸血の準備も始めます。

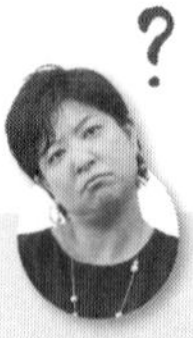

なるほど。なぜ前置胎盤が起こるんでしょうか？

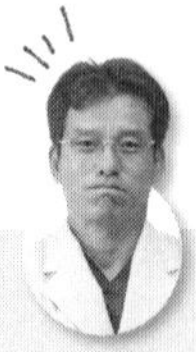

受精卵が子宮の低い位置の子宮内膜に接着、
つまり、着床すると胎盤の位置が低くなると考えられていますが、
なぜ低い位置に着床するかということについてはよくわかっていません。
実は最近、前置胎盤が増えてきているんです。
高齢妊娠、喫煙者、多産婦、双胎、
以前に中絶や流産の手術を受けたことがある、
体外受精で妊娠した、などの方に増えていて、
これらの方では子宮内膜が薄くて、
受精卵との接着が不良で、
子宮の低い位置に着床するのではないか、
と考えられています。

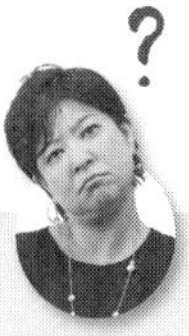

自覚症状はありますか？

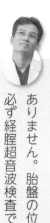

ありません。胎盤の位置は最終的には
必ず経腟超音波検査で

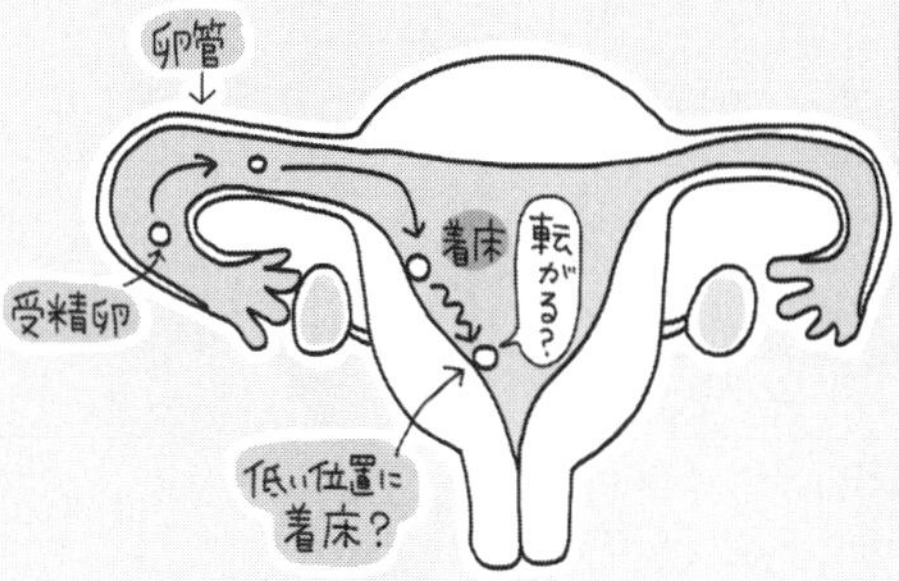

確認しないといけません。
妊娠初期に胎盤の位置が低くて、
「前置胎盤」や「低置胎盤」と診断されても、
妊娠が進み、子宮が大きくなると
胎盤が徐々に上方に移動し、
最終的には「前置胎盤」でなくなることが
ほとんどです。
ですから、妊娠後期までは
過度に心配する必要はありませんが、
性交渉は控えてください。
一方、妊娠32週頃に「前置胎盤」と
最終診断を受けた場合は、
もう胎盤が上がっていくことはありませんので、
手術に備えて、
適切な診療を受けてください。

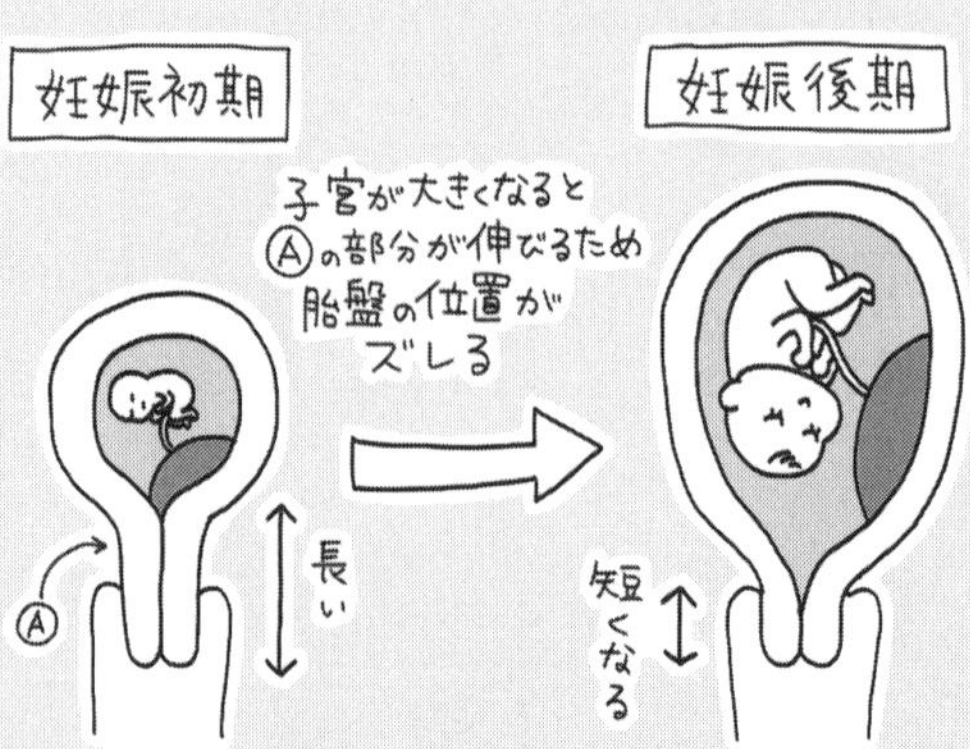

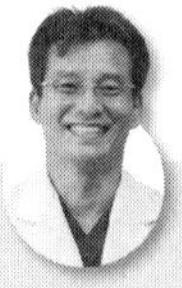
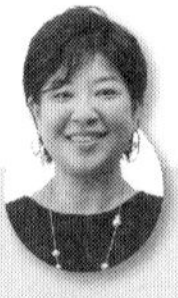

小松先生、ありがとうございました。

ありがとうございました。

MEMO

絨毛膜下血腫《じゅうもうまくかけっしゅ》とは？

妊娠初期に胎盤と連続して子宮の出口付近に、血液が貯留したもので、子宮が収縮した時に茶色の出血があります。正確には前置胎盤ではないのですが、ときに大量に出血することがあり、止血剤や子宮収縮抑制剤を飲むこともあります。運動や性交渉は控えめに。

産科のDr.より

前置胎盤の人へ、治療法を知っておきましょう

どんな病気？

胎盤が正常の位置よりも低い位置、子宮の出口（＝内子宮口といいます）付近で、育っている病気です。突然、大量に出血があり、止まらない場合は緊急で帝王切開分娩になることがあり、治療的早産になりやすい疾患です。

原因は？

子宮の形態や子宮内膜の異常があり、受精卵や移植した胚が子宮の下方で、着床したことが原因と考えられます。

どうやって調べるの？

エコー検査で、胎盤と内子宮口の位置関係を調べます。妊娠初期に「前置胎盤」と診断されても、胎盤の位置は子宮が大きくなると子宮の上のほうへ移動するので、ほとんどの場合、胎盤は正常な位置に離れます。子宮の下方の壁が厚い場合や子宮が部分的に収縮していると胎盤の同定が難しく、また妊娠後期になって胎児の頭が大きくなると、内子宮口付近がわかりにくく、正確に診断できなくなります。

前置胎盤の種類と治療

全前置胎盤

内子宮口を完全に塞いでいる状態で、100パーセント帝王切開分娩となります。

多くの場合、大量に出血し、輸血が必要となるため、妊娠30週ごろから、自分の血液を貯めて（自己血貯血）、帝王切開手術時にその血液を戻すという、

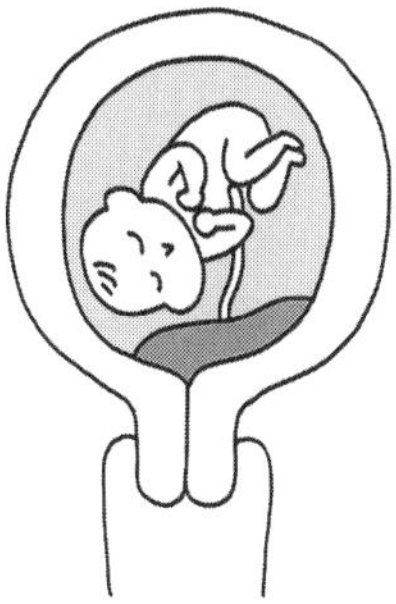

先進的な治療をします。

妊娠28週ごろには診断を確定します。

辺縁前置胎盤

胎盤の辺縁が内子宮口に接しています。全前置胎盤と同じ扱いとなります。

低置胎盤

胎盤が内子宮口に近い状態です。胎盤の辺縁と内子宮口との距離によっては経腟分娩ができる場合があります。

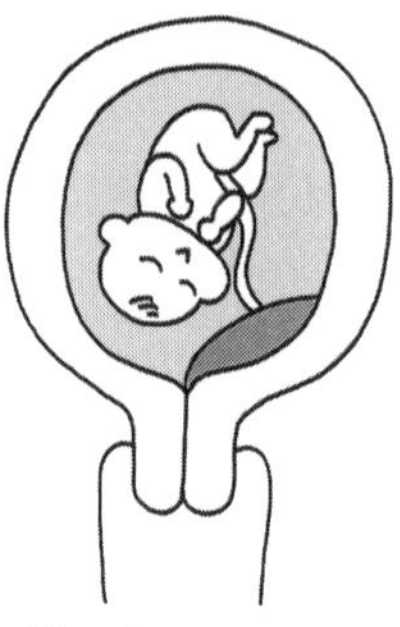

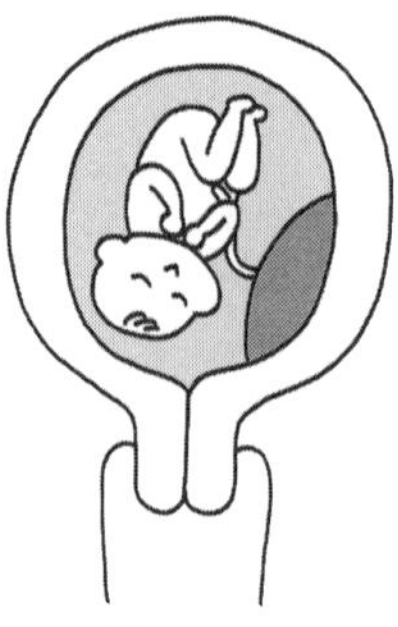

治療のポイントは？

①貯血に備えて、貧血を防ぎましょう

帝王切開術の時は大量出血することが多く、輸血の準備が必要となります。通常、妊娠33週ごろから、自己血400mlを1週間ごとに2～3回貯血して、手術時にその血液を戻します。自己血の貯血に備えて、貧血にならないよう、日頃から、鉄分、ビタミンを積極的に摂取しましょう。

②正期産を目指しましょう

突然の出血のリスクを抑えるため、切迫早産と同様、子宮収縮抑制剤の服用を勧めることが多いのですが、子宮収縮抑制剤は動悸や手の震え、湿疹など副作用が多く、体質的に合わない方もいますので、静養が一番です。

ハードワークをしている方は妊娠週数に限らず、休職や勤務の軽減を考慮してもらいましょう。

里帰り分娩を考えている方は自己血の貯血方法や、安静入院するか、自宅療養するかなど、地域によって治療方法が異なりますので、分娩先に問い合わせましょう。

ON AIR 31

糖尿病と妊娠糖尿病❶

妊娠糖尿病も増えています

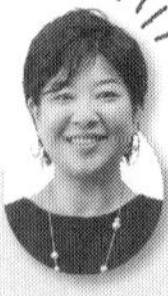

こんにちは、こはまもとこです！
毎週、小松一先生にお話をうかがっています。
小松先生、よろしくお願いいたします。

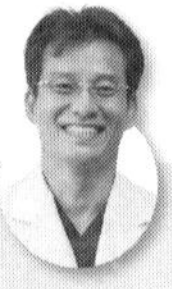

よろしくお願いします。

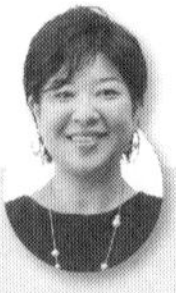

先生、今日はどういったお話でしょうか？

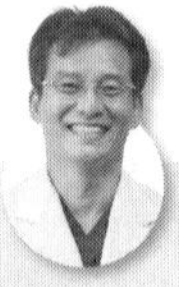

はい。今日から、4回にわたって、**糖尿病と妊娠糖尿病**についてお話しします。

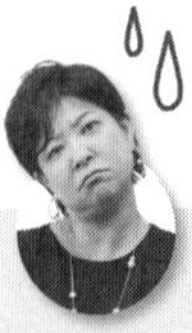

妊娠糖尿病は、いわゆる「糖尿病」とは何が違うんでしょうか？

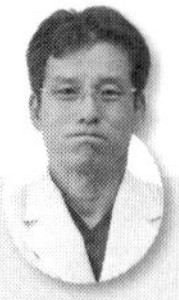

はい。**糖尿病**はみなさん、よくご存じの病気だと思います。
糖尿病は生活習慣病のひとつで、
日頃、必要以上に甘いものを食べすぎていると
常に血糖値が高くなって、やがて高血圧や動脈硬化、心筋梗塞、脳梗塞、失明、
腎不全で腎透析が必要になる、脚を切断しないといけなくなるなど、
とっても恐ろしい病気です（遺伝的な要因でなる糖尿病もあります）。

一方、**「妊娠糖尿病」**というのは、
妊娠中に、**「初めて発見される糖尿病」のことをいいます**。
ですので、妊娠前から、「糖尿病」の持病がある方や
妊娠初期の採血で、「明らかな糖尿病」と診断された場合は
妊娠糖尿病には含めない決まりになっています。

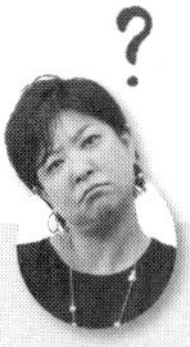

ということはですね、

妊娠糖尿病は「妊娠中期から後期になって発症した糖尿病」と
考えていいんですか？

はい、その通りです。
糖尿病も妊娠糖尿病も、どちらも妊娠に与える影響は大きいので、
しっかり理解して治療する必要があります。

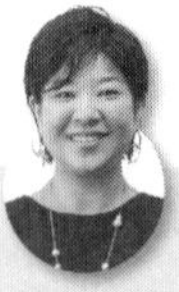

はい！

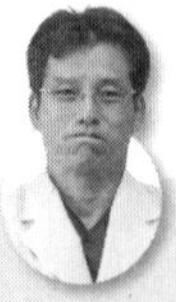

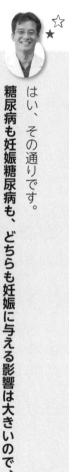

まず、糖尿病になると正常な排卵ができず、
月経不順や不妊の原因となります。
このため、不妊症のスクリーニング検査で、
初めて糖尿病、あるいは耐糖能異常と診断されることもあります。
一方、自分が糖尿病であるということに気づかずに、
偶然妊娠してしまったケースでは

糖尿病の程度がひどい場合があり、胎児の先天奇形や流産を誘発することもあります（MEMO）。

また、妊娠糖尿病になると
胎児へ栄養＝ブドウ糖がたくさん移行するため、
胎児が大きくなって、発育が過度となり、
いわゆる巨大児になりやすいです。
大きな胎児はたくさんの尿をしますが、
その結果、羊水（MEMO）が増えて羊水過多となり、子宮が張りやすく、
切迫早産になったりします。
また、巨大児になると頭や肩が大きくなるので、
分娩の際、頭や肩がつっかえて、難産や帝王切開分娩が増えます。

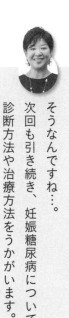

そうなんですね…。
次回も引き続き、妊娠糖尿病について、
診断方法や治療方法をうかがいます。

MEMO

羊水の主成分は胎児の尿です

MEMO

糖尿病内科へ通院し、食事指導を受け、運動療法を行って、適切な治療を受けながら、妊娠した場合はあまり心配する必要はありません。

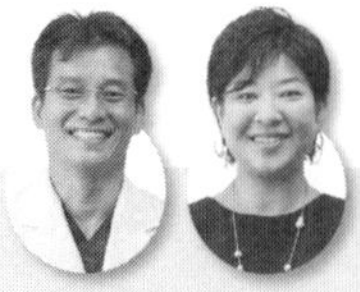

小松先生、ありがとうございました。

ありがとうございました。

MEMO

妊娠糖尿病の影響

母体には妊娠高血圧症候群、流産・早産、羊水過多、尿路感染症（膀胱炎、腎盂腎炎）、帝王切開分娩のリスクが増えます。
胎児には、巨大児（出生体重4,000g以上）、発育過度LGA児、肩甲難産などの分娩時障害、新生児期の低血糖、高ビリルビン血症、多血症、低カルシウム血症、呼吸障害のリスクが増えます。
以前は本当に重症の妊娠糖尿病では母体は逆に低栄養状態のように痩せていて、突然、胎児が死亡することもありましたが、最近は早めに検査して、治療を始めることもあって、そういった重症の妊娠糖尿病の患者さんは見かけなくなりました。

ON AIR
32

糖尿病と妊娠糖尿病❷

妊娠糖尿病にはどんな治療法があるのか

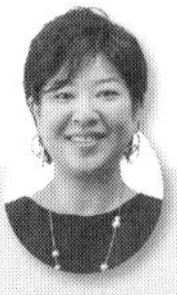
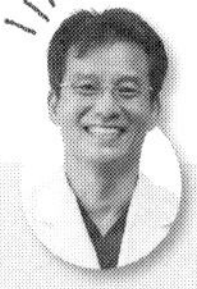

前回から、妊娠糖尿病についてお話をお聞きしています。
前回は、妊娠糖尿病でも、
きちんと治療を受けている人はあまり心配しなくてもいいですが、
ひどい糖尿病だと気づかずに妊娠してしまうと、
胎児に影響があったり、流産したりすることもあるとお聞きしました。

はい。そのため、**糖尿病を早く診断することが重要**となっています。
そのため、妊娠初期の採血では、
血液型、貧血、B型肝炎、C型肝炎、梅毒、エイズ、風疹、血糖値など、
ひと通り調べることになっていますが、
現在は、上記に加えてヘモグロビンA１c（**MEMO**）を

調べている施設も増えました。
ヘモグロビンＡ１ｃは過去１〜２か月間の平均的な血糖値を反映しますので、妊娠初期のヘモグロビンＡ１ｃが高いということは、妊娠前から高血糖状態が続いていた、すなわち糖尿病であったと考えられます。
ヘモグロビンＡ１ｃが7パーセント以上になると、胎児の奇形や流産が増えると言われています。

ですから、35歳以上の年齢で肥満があり、家族に糖尿病がいる方など、糖尿病が疑わしい方は、妊娠前に糖尿病の検査や治療をすることがとても重要です。

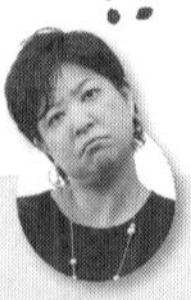

怖いですね。どういった治療になるんでしょうか？

MEMO

ヘモグロビンとは赤血球に含まれるタンパク質のひとつで、全身の細胞に酸素を送る働きをしています。このヘモグロビンは、血液中のグルコース、いわゆるブドウ糖と結合（＝糖化）しやすく、この糖化したヘモグロビンが、ヘモグロビンA1cです。

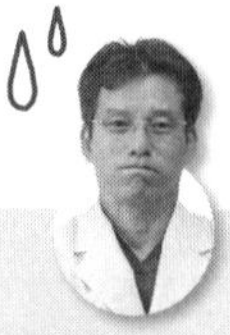

はい。糖尿病の治療はまず食事指導や運動療法を行いますが、
妊娠初期の場合はとにかく早く高血糖状態を解消したいので、
糖尿病専門医の指導のもとで、自己管理のインスリン皮下注射治療を始めます。
妊娠すると、とくに妊娠20週以降はインスリン抵抗性といって、
インスリンが効きにくくなり、血糖値が高くなりやすいことが知られています。
このため、なるべく早く糖尿病に気づき、
インスリン治療を開始することが大切です。

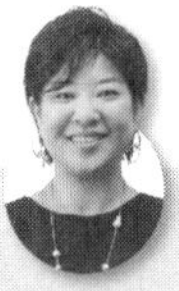

なるほど、以前お話しいただいた早産の時と同じで、
やはり早く気づくということが大切なんですね。
次回もまた妊娠糖尿病についてお話しいただきます。
小松先生、ありがとうございました。

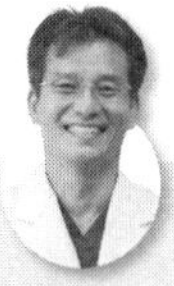

ありがとうございました。

ON AIR
33

糖尿病と
妊娠糖尿病❸

10人に1人が、妊娠糖尿病といわれています

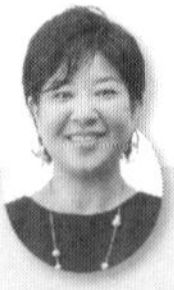

こんにちは、こはまもとこです。
小松先生、よろしくお願いいたします。

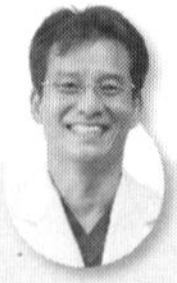

よろしくお願いします。

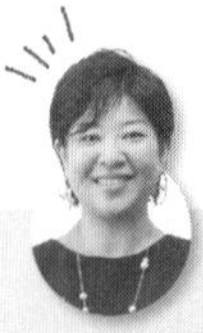

ここ最近は、妊娠糖尿病についてお話をしていただいていますね。
前回のお話で、妊娠20週以降はインスリン抵抗性といって、インスリンが効きにくくなり、血糖値が高くなりやすい、ということをお聞きしました。
やはり早くに発見することが大切ということですよね。

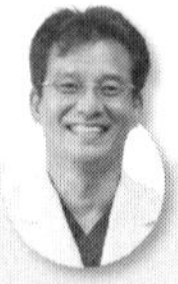

はい。ですから、妊婦健診で尿糖が頻繁に陽性になる方や、肥満で家族に糖尿病の人がいる方、高齢妊娠の方など、糖尿病が疑わしい場合は妊婦健診の際、同時に、経口ブドウ糖負荷試験（P222）を行います。

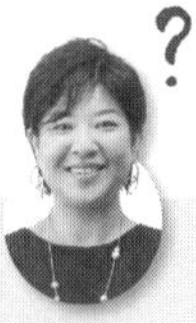

どんな試験ですか？

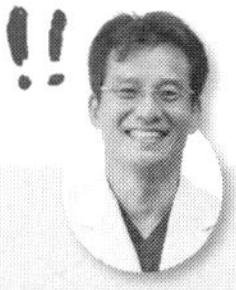

検査前日は普段通りの食事をしていただきますが、21時からは水以外の飲み物や食べ物は控えてください。検査当日の朝も、水以外の飲み物や食べ物は摂らずに来院し、1回目の採血をします。
ブドウ糖が75g入った、あま～い冷えた炭酸ジュースを飲んで、さらに2回、合計3回の血糖値を測定します。
3回のいずれかが規定の血糖値より高ければ、妊娠糖尿病と診断（MEMO）されます。

MEMO

妊娠糖尿病の診断：75g糖負荷試験で、試験前（空腹時）血糖値92 mg/dl以上、1時間値180 mg/dl以上、2時間値153mg/dl以上のいずれかを満たす場合。

ところで、この検査に使用する炭酸ジュースの中に入っている
75ｇの糖分って、かなりの量だと感じると思いますが、
実はこれ、いつもみなさんが買って飲んでいる
500㎖のペットボトルのジュースや
有名なコーヒーショップのホイップが載った
フラペチーノ商品に含まれる糖分量とあまり変わらないんですよ。
甘ったるく感じないように、香りや味付け、人工甘味料を入れて、
後味をスッキリさせているので気づかないと思いますが、
なかには60ｇくらい糖分が添加されているジュースもあるんです！
ですから、飲みすぎにはくれぐれも注意してください。

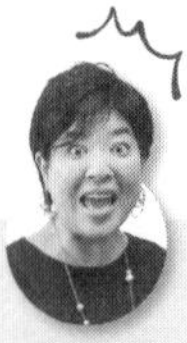

そうなんですね！
糖尿病の検査に使う炭酸ジュースと、
普段飲んでいるジュースの糖分が
あまり変わらないなんてびっくりです！

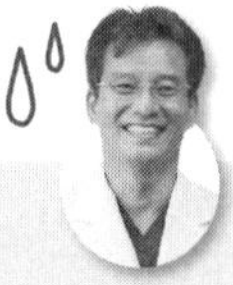

はい。妊娠を希望していなくても、普段から食品の成分表示を
よく見て購入するなど、糖質を意識したほうがいいかもしれません。
なお、２０１０年から、このブドウ糖負荷試験を用いた
妊娠糖尿病の診断基準が変わったので、
現在では妊婦さんのおよそ10～12パーセント、
9～10人にひとりは妊娠糖尿病だと診断されています。

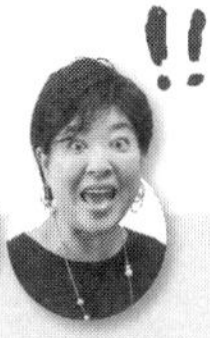

え～、そんなに多いんですか？

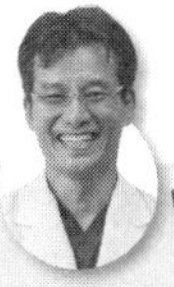

はい。そうなんです。次回も妊娠糖尿病について、お話しします。

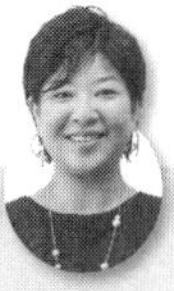

小松先生、ありがとうございました。

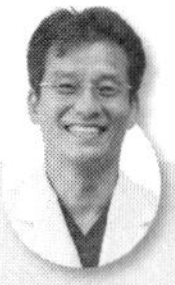

ありがとうございました。

ON AIR 34

糖尿病と妊娠糖尿病❹

食事療法で治していきましょう

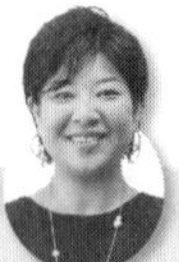

こんにちは！　小松先生、今日もよろしくお願いいたします。

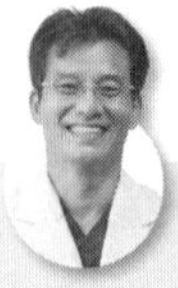

よろしくお願いします。

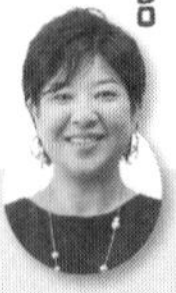

妊娠糖尿病についてお話をうかがっています。
前回、今は妊婦さんの10人に1人が
妊娠糖尿病だと聞いてびっくりしたんですが、
妊娠糖尿病と診断されたら、どんな治療を受けるんでしょうか？

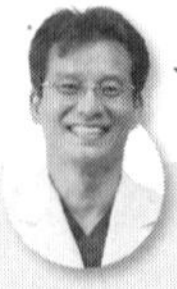

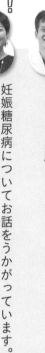

はい。糖尿病の場合、食事療法や運動療法が有効ですが、

妊娠中は運動があまりできないため、食事療法が重要です。

まず、妊娠前の体重に応じた基礎代謝量と妊娠期間別に必要な基礎代謝量を足して、1日の総カロリーを計算します。

それを分割食といって、小分けにして食べていきます。

当然、油分の摂りすぎなど食事内容も指導しますので、かなりきつい作業にはなりますが、頑張ってほしいと思います。

ただし、なかには頑張りすぎて低栄養状態になる方や、適切な食事療法をしても、妊娠の経過にしたがって、自然と血糖値が高くなってしまう方もには、自己管理でのインスリンの皮下注射を始めます。

「自分で注射!」と聞くと大変だと思われるかもしれませんが、**注射の量を加減するだけで、食後の血糖コントロールがしやすくなるので、食事の管理が楽になります。**

安心して治療を受けてほしいと思います。

臨月に入ると、耐糖能が低下し、自然に血糖値が高くなってきます。

たくさんのインスリンを使っても、血糖コントロールが難しくなることが多く、そうなると陣痛促進による計画分娩を勧めています。
担当医とご相談ください。

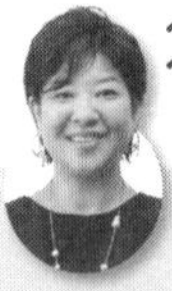

なるほど。ところで先生、妊娠糖尿病というくらいですから、
出産後は、元に戻るものなんですか？

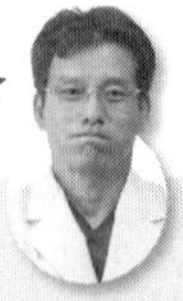

はい、**ほとんどの方が正常になります**。
が、およそ30パーセントの人が将来、
糖尿病になってしまうと言われています。
引き続き食事に注意しながら、
適度に運動して健康的な生活をしたいものですね。

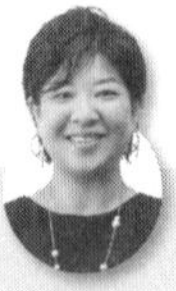

気をつけたいですね。小松先生、ありがとうございました。

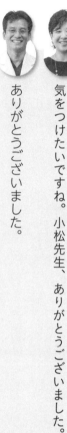

ありがとうございました。

産科のDr.より

妊娠糖尿病について、きちんと知っておきましょう

どんな病気？

「妊娠糖尿病」というのは、妊娠中に、「初めて発見される糖尿病」のことをいいます。

どんな人に多い病気？

35歳以上の高齢妊娠、肥満、家族に糖尿病の人がいる、過去に巨大児を産んだことがある、妊娠初期の採血で高血糖だった、妊婦健診でたびたび尿糖が陽性になる、などに当てはまる方は、妊娠糖尿病の可能性があります。

どうやって調べるの？

妊娠24週〜28週の期間に、経口ブドウ糖負荷試験を受けていただきます。

経口ブドウ糖負荷試験ＯＧＴＴとは、75ｇのブドウ糖が入った、かなり甘い炭酸飲料を飲んで、飲む前の空腹時、飲んだ後の1時間後、2時間後の合計3回血糖値を測定する検査のことです。検査前日の夜21時頃から、食事や飲み物を控えていただき、朝イチに検査を開始します。

検査前に、お茶やコーヒーも飲んではいけません。水は大丈夫です。

空腹時の血糖値が92mg／dl以上、1時間値が１８０mg／dl以上、2時間値が１５３mg／dl以上のひとつでも異常があると、「妊娠糖尿病」と診断されます。

どんな治療をするの？

妊娠糖尿病の場合、糖尿病の時に有効な治療とされる、運動療法や経口血糖降下剤が使用できません。食事療法やインスリンの皮下注射がメインです。

食事療法では、1日全体の適正摂取カロリーを左記の表に従って、計算し、その合計カロリーを6回に分けて、摂取する「6分割食」が一般的です。
6回の分割食は3回の食事と3回の間食（80〜160キロカロリー）を組み合わせて、1回の食事量を減らすことで食後の血糖上昇を抑えます。
間食例は、おにぎり、焼き芋、シリアル＋牛乳、焼きうどん、クラッカー＋飲むヨーグルト、サンドイッチ、フルーツのヨーグルト和えなどがあります。

MEMO

適正摂取カロリーの求め方

標準体重×30kcal＋付加カロリー
基礎代謝量＝標準体重×30kcal
標準体重＝身長m×身長m×22kcal
付加カロリーとは
妊娠初期50kcal、妊娠中期250kcal、妊娠後期450kcal、授乳期350kcal
なお、肥満の場合は付加カロリーは0kcalとなります。

例）妊娠24週、身長155㎝、普通の体型の場合
標準体重＝1.55×1.55×22=52.85kacl
ゆえに、基礎代謝量＝標準体重×30＝1585kcal
ゆえに、適正カロリー＝1585+250=1835kcal
となります。

食事2時間後の血糖値が120mg/dlを超える場合は、食前にインスリンの皮下注射を始めます。初めは慣れないかもしれませんが、がんばりましょう。

ON AIR
35

羊水❶

羊水…赤ちゃんの成長に欠かせないのです

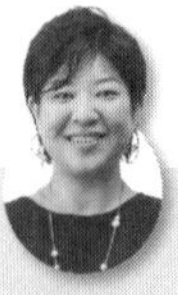
こんにちは、こはまもとこです。小松先生、今日もよろしくお願いいたします！

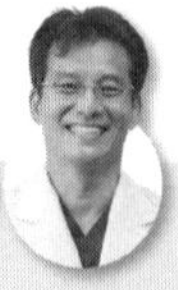
よろしくお願いします。

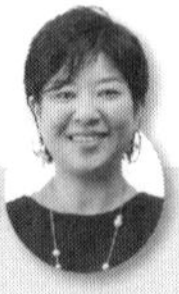
先生、今日はどんなお話でしょうか？

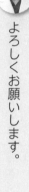

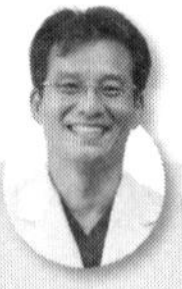
はい。今日から、羊水についてお話ししようと思います。

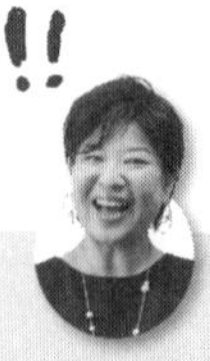
羊水ですか。そういえば、お母さんのお腹の中で、

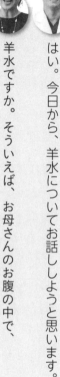

赤ちゃんが羊水に浮かんでいるっていうイメージはありますが、
たしかにくわしくはわかりませんね。
羊水っていったい何なんでしょうか!?

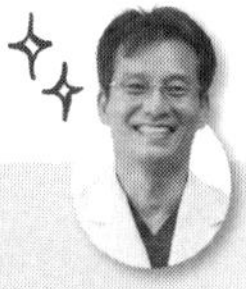

そうですね。こはまさんが言うように、
実際、**お母さんのお腹の中で、**
赤ちゃんは羊水に浮かんでいます。
子宮の中には最初から羊水があるわけではなく
妊娠すると、赤ちゃんは胎嚢という袋に包まれていますが、
胎嚢は卵膜と呼ばれる薄くて強い膜でできていて、
その中に浸み出してきた液体成分を羊水と呼んでいます。
エコー検査では真っ黒い部分です。

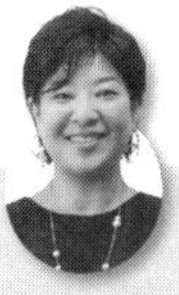

そうなんですね。
ところで、その羊水の成分ってどんなものなんでしょうか?

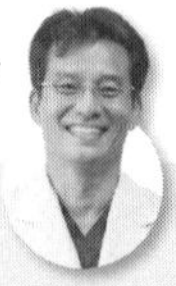

羊水は、電解質、ブドウ糖、アミノ酸に加えて、
いろんなホルモンや成長因子や酵素など実に様々な物質が含まれていて、
体液に近い成分です。
というのも、**妊娠初期の羊水は99パーセントが**
お母さんの血液から作られているからです。
そして、妊娠４か月頃から、赤ちゃん自身のおしっこや
肺、気道など呼吸器からの液体成分が増えてきます。

妊娠後期には赤ちゃんが1日４００～１２００㏄の
おしっこをすると言われています。
初めて聞くとびっくりするかもしれませんが、
実は赤ちゃんはこの羊水を飲んで、おしっこをして、
またその羊水を飲むということを繰り返しているんですね。
羊水がうまく飲めなかったり、おしっこが足りなかったりすると、
羊水は多くなったり、少なくなったりしてバランスを崩し、

いろんな病気の原因となってしまいます。

つまり、羊水を飲んだり、おしっこをしたりすることも、赤ちゃんの成長には欠かせないということなんですね。

ちなみに、**赤ちゃんは、胎盤から栄養をもらっているので、羊水から栄養を摂っているわけではありません。**

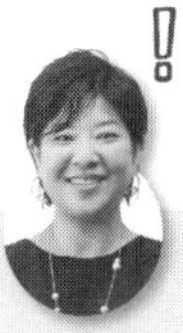

とっても重要な役割があるんですね。

はい。次回は羊水の役目について、お話しします。

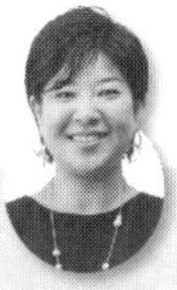

なるほど。次回も、引き続き羊水についてお話しいただきます。小松先生ありがとうございました。

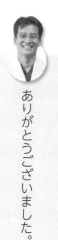

ありがとうございました。

ON AIR 36

羊水❷

羊水の役目をしっかり学んで、羊水過少に注意しましょう

こんにちは！　みなさんお元気ですか？
小松先生、今回もよろしくお願いいたします。

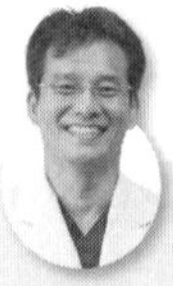

よろしくお願いします。

先生、前回から羊水について、お話をうかがっていますね。
赤ちゃんは、その羊水を飲んで、おしっこをして、
また羊水を飲んでということを繰り返していると聞きました。

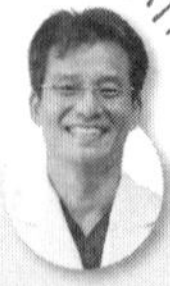

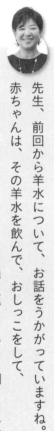

はい、そうです。

今日も羊水のことについて、お話ししたいと思います。
羊水は妊娠32週ごろまで毎週増え続けて、
最大７００cc くらいまで増えます。
その後減って、出産予定日を過ぎる頃にはだいたい
４００~５００cc になると言われています。

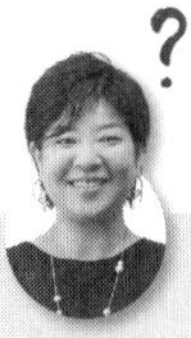

羊水の役目はあるんでしょうか？

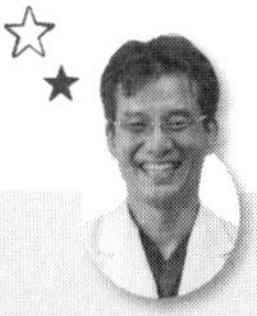

はい、羊水の役目はたくさん知られています。
まず、赤ちゃんの周りに十分な羊水があると、
お腹への衝撃からも守られますし、子宮や赤ちゃんの体温も保たれます。
羊水がたくさんあると赤ちゃんも自由に動けますので、
身体のあちこちがくっつく心配がないです。

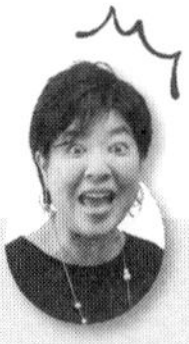

えっ、赤ちゃんと何かがくっつくことってあるんですか？

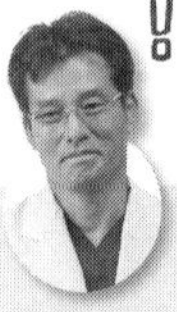

はい、これはごくごく稀なんですが、
妊娠の早い時期に突然、破水をしてしまったり、
もともと腎臓の病気で、羊水がまったくなくなると、
赤ちゃんが動けなくなって、
赤ちゃんを包んでいる卵膜や子宮と赤ちゃんがくっついてしまって、
手足が育たなくなったりすることがあります。

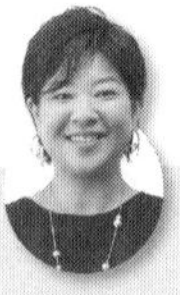

羊水が少なくなるとほかにも、何か影響はありますか？

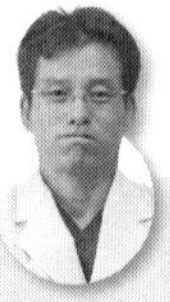

はい。**羊水には肺を育てる作用があります。**
なので、もし羊水がなかったら、
呼吸するための大事な肺が育たなくなります。
肺が育たないと、産まれても息ができないので、生きていけません。
ほかにも、陣痛が始まって子宮が強く収縮すると、
その時に、へその緒を直接圧迫してしまうので、

子宮の中で赤ちゃんが息ができないような状況になることもあります。

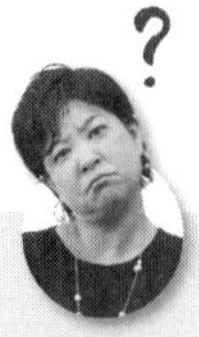

羊水過少にならないようにするには、
また、なってしまった場合は、
どういった治療をするんでしょうか？

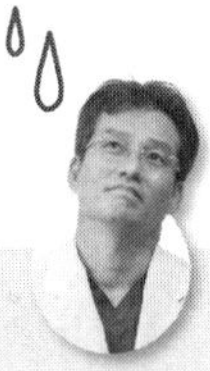

羊水過少の原因は**胎児の排尿量の減少**、
あるいは**破水による減少**です。
胎児の排尿量は大人と同様、腎機能が低下している状況、
つまり、胎児の発育が遅い場合（＝子宮内発育遅延）や
胎盤機能が低下している場合、
潜在性胎児機能不全の場合に少なくなります。
したがって、羊水過少の予防法はとくにないのですが、
強いていえば、胎児の健常性を保ち前期破水をしないようにする、
すなわち、**切迫早産や細菌性腟炎に注意する**といったことでしょうか？

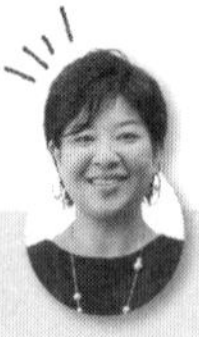

また、羊水量を増やすといった治療も一般的ではありません（MEMO）。
超音波検査で羊水量をこまめにチェックし、
羊水過少を早めに見つけて、破水をしていないかどうか、
破水をしている場合は子宮内感染を起こしてないかどうか注意して、
胎児が元気なうちに、分娩を行うことが重要です。

なるほど。次回も引き続き、
羊水についてお話しください。
小松先生、ありがとうございました。

MEMO

減少した羊水の代わりとして、温めた生理食塩水を子宮の中に注入して、子宮内腔を還流する治療もありますが、結局、子宮内感染を起こしたりするので、一般的な治療ではありません。

産科のDr.より

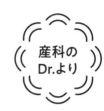

羊水過少になるとどんなトラブルになるの?

どんな病気?

羊水量が少ない病気です。

どうやって調べるの?

まず、羊水量が少ない原因を探ります。

羊水は胎児の尿が主成分で、羊水を飲み込み、排尿するというサイクルを繰り返します。

ですから、

・尿が産生できない…胎児の腎臓に異常

・尿の産生量が少ない…胎児が小さい（＝子宮内発育遅延）、鎮痛剤を飲んでいる、湿布を貼っている
・羊水が漏れてしまう…破水
など順に調べていきます。


羊水は液体で実測はできませんので、エコー検査で、羊水が存在する空間のサイズを測って、大まかに羊水量を評価します。以前より少なくなっていないか、経時的な変化が重要となります。

それから、胎児の腎臓や口唇、胃など臓器に異常がないか、発育はどうか、観察します。

また、腟鏡診で、羊水が漏れていないか、すなわち破水していないか、検査します。

どんな治療をするの？

破水していない場合は、羊水が少なくても、健康であれば、自然陣痛を待機します。

破水している場合は、子宮内感染をおこすことがあり、分娩誘発を行います。分娩中に、羊水が少ないと臍帯を圧迫して、一過性に、胎児機能不全を呈することがあり、体位変換や酸素投与などを行いますが、繰り返す場合や回復が遅れる場合は急速遂娩を行います。

羊水過少と診断されたら、どんなことに注意すればいいの?

まず、羊水の量が少なくなる原因について、医師に尋ねましょう。

原因がはっきりせず、胎児が健康であれば、過度に心配する必要はありません。羊水量が実はもともと少なめであって、経時的に見ていると、あまり変化がない場合や、逆に増えてくる場合もあります。

「どうやったら、羊水が増えるのか?」といったご質問を受けることはありますが、お母さんが水分をたくさん飲めば増えるというものでもなく、羊水量を増やすという対策はありませんので、一般的には無用な子宮収縮を抑えるため、静養するのが一番です。

ON AIR
37

羊水❸

羊水が多すぎても問題です…

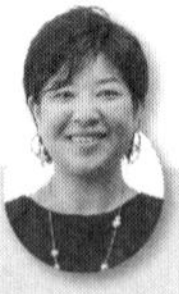

こんにちは！　こはまもとこです。
小松先生、よろしくお願いいたします。

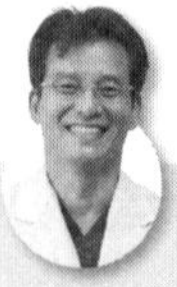

よろしくお願いします。

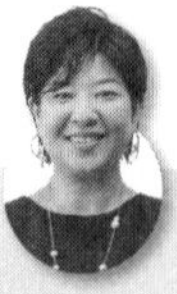

ここのところ、羊水についてお話をしていただいていますね。
前回、羊水過少といって、
羊水が少なすぎる場合の影響についてお聞きしましたが、
今回は、逆に多い時のお話ですね？

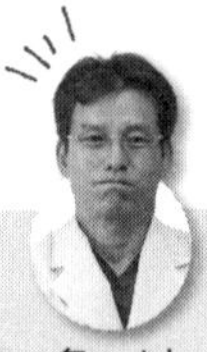

はい。羊水の量はとても大切で、
多すぎても少なすぎても、赤ちゃんにとってよくありません。
羊水が多すぎることを羊水過多と呼びます。

以前、妊娠糖尿病を取り上げた時に、
お母さんが糖尿病になると、胎児に栄養が行きすぎて、
赤ちゃんが育ちすぎてしまうというお話をしました。
赤ちゃんが大きいと、もちろん出産時に大変ということもありますが、
お腹の中にいる場合も、おしっこをたくさんしますので、
そうなると羊水が増えてしまい、羊水過多になってしまうんです。

ほかにも羊水が多くなる原因としては
羊水が上手く飲み込めない病気、
たとえば、お口や食道閉鎖など嚥下障害が原因のこともありますが、
羊水過多のほとんどは原因不明のことが多いです。

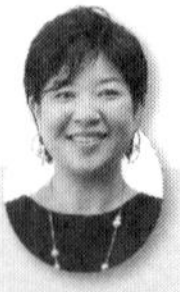

なるほど。そして羊水が多いと、どうなるんでしょうか？

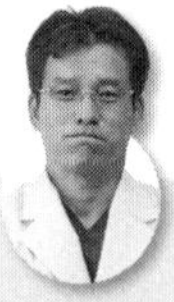

羊水過少の時と比べると、総じてトラブルは少ないのですが、
羊水が多いと子宮が大きくなりますから、
子宮が張りやすくなって、お腹も大きくなるので、
動きにくくなります。
でも、ひとつだけ、注意してほしいことがあります。

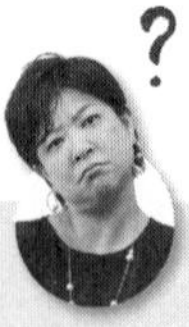

それはなんでしょうか？

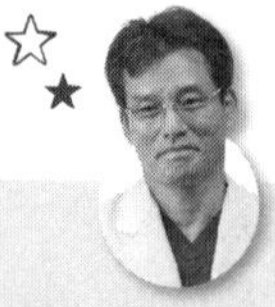

はい、それは破水です。
破水すると子宮内の圧力、内圧といいますが、
急激に低下するため、ごく稀に胎盤が剥がれてしまって、
これを常位胎盤早期剥離（第3巻に収載予定）といいますが、
赤ちゃんが生死をさまようことがあります。

昔は破水すると、シャワーを浴びて身ぎれいにしたり、ゆっくり食事をしてから病院に来られる方もいたのですが、破水したらとにかく急いで来院してください。

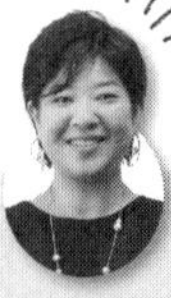

なるほど。羊水の役割（MEMO）がよくわかりました。小松先生、ありがとうございました。

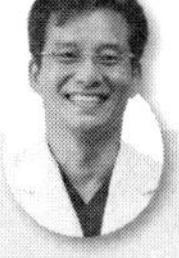

ありがとうございました。

MEMO

羊水中には胎児の細胞が浮遊していて、その細胞を培養すると、胎児の染色体がわかります。羊水染色体検査として、出生前診断に用いられます。

産科のDr.より

羊水過多について知っておきたいこと

どんな病気？

羊水量が多い病気です。

どんな人に多い病気？

羊水過少の時と同様、羊水量が多い原因を探りますが、羊水過多の原因ははっきりわからないことが大半です。

- **尿の産生量が多い…胎児が大きい（＝胎児発育過度）**
- **羊水を飲み込むことができない…口唇裂、口蓋裂、食道閉鎖**

など順に調べていきます。

羊水過少同様、エコー検査で羊水が存在する空間のサイズを測って、大まかに羊水量を評価します。胎児の腎臓や口唇、胃など臓器に異常がないか、発育はどうかを観察します。

胎児が大きい場合は母体に妊娠糖尿病がないかどうか、経口ブドウ糖負荷試験を実施します。

羊水過多では子宮が張りやすく、切迫早産の傾向が出やすいので、エコー検査で子宮頸管長を測定したり、胎児心拍数陣痛図で、子宮収縮の頻度を確認します。

どんな治療をするの？

以前はお腹に針を刺して、羊水を抜いたりしていましたが、抜いた羊水はすぐ元通りになるし、子宮内感染を起こすので、今は実施していません。

ほとんどの場合、経過観察します。

妊娠糖尿病の場合は食事療法やインスリン注射をします。

破水をすると大量に羊水が漏出し、子宮内圧が低下し、胎盤が剥離する恐れ（常位胎盤早期剥離）がありますので、破水したら、すぐ病院に連絡してください。

羊水過多と診断されたら、どんなことに注意すればいいの？

羊水の量が増える原因について、医師に尋ねましょう。
原因がはっきりせず、胎児が健康であれば、過度に心配する必要はありません。
羊水量がもともと多めで、経時的にあまり変化がない場合がほとんどです。

子宮が張りやすいので、切迫早産に注意してください。
一般的には無用な子宮収縮を抑えるため、静養するのが一番です。
とにかく破水した時は病院に連絡し、すぐに来院してください。

ON AIR 38

質問受付 Week❶

お腹が大きくて、横向きにしか寝られない！

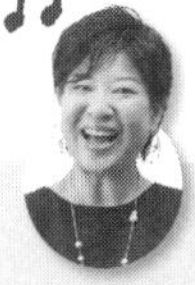

先生、今週はリスナーのみなさんからの質問にお答えいただきたいと思います！
以前、妊娠後期になると、検査も増えていくとお話いただきましたが、臨月に向けていろいろと注意しないといけないこともありますよね。
今日は、妊娠後期の妊婦さんから届いた質問にお答えいただきたいと思います。

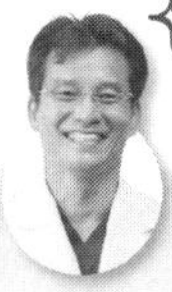

わかりました。どうぞ！

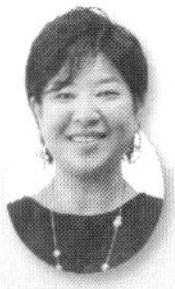

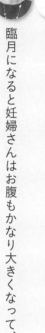

臨月になると妊婦さんはお腹もかなり大きくなって、

寝る時も大変ですよね。
私も、横向きにしか寝られなくて、
お腹の赤ちゃんもよく動くので、何時間かおきに目が覚めました。
眠りが浅くなっていたように思います。

寝る時に、横向きで寝ると、
赤ちゃんに影響が出たりしませんか？
たとえば、逆子になるとか、へその緒が巻きついたりとか…？
といったご心配の声が届いています。

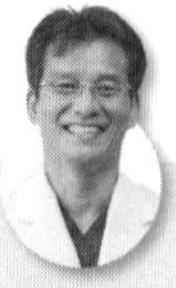

はい、いろいろ心配になりますよね。
実際、お腹が大きくなると「熟睡できません」とか、
「仰向けで寝るのが好きなんですが、
やっぱり横向きに寝たほうがいいですか？」
といった質問やご相談は増えてきます。

トイレは近くなるし、みなさん熟睡はできなくなるようで、足りない分はお昼寝をしているようですね。

結論を言いますと、**横向きで寝て逆子になるといった報告はないので、気にしなくていいと思います。**

入眠時の姿勢は一般的には横向きがいいとされていますが、たとえ入眠時に横向きに寝たとしても、いったん寝付くと、ヒトは気づかない間に常に寝返りを打っていますから、あまり気にしないでいいですよ、と指導しています。

超音波検査で見ていると、へその緒は首や身体によく巻き付いています(MEMO)。

へその緒はワルトンゼリーという弾力性に富んだコラーゲンでコーティングされていて、折り曲げには強い螺旋状の構造をしています。

また十分な量の羊水は子宮収縮や

MEMO

へその緒の捻れが強い場合は過捻転といって、急変する場合があります。また、分娩時に、へその緒が首に2回以上巻きついていると、胎児が骨盤内に降りて来なかったり(児頭下降不良)、急変して(胎児機能不全)、吸引分娩や帝王切開分娩などの急速遂娩が必要な時があります。

胎動から臍帯を守っていて、
赤ちゃんの身体にへその緒がギュッと巻きついてしまっている時も血流は案外保たれていますので、安心してください。

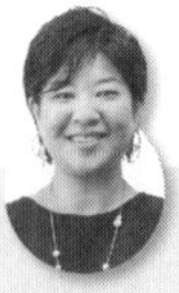

そうなんですね。羊水が赤ちゃんを守っているって、以前お話しいただきましたね。ちょっと安心しました。

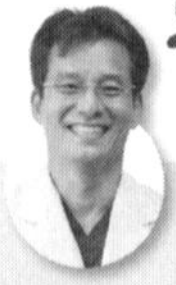

はい。お腹が大きくなると、仰向けにもうつぶせにもなれなくなって、横向けに寝るしかできなくなりますが、羊水のおかげで、横向きに寝ても赤ちゃんや臍帯を直接圧迫することはありません。
ちなみに、シムスの体位といって、仰向けに寝た姿勢から片膝を立て、横向きになると、リラックスできると言われています。

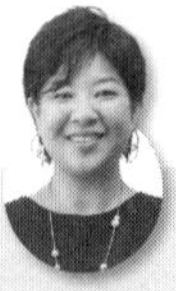

なるほど。

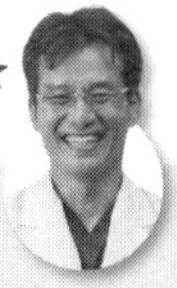

お腹が大きくて、寝るのがきつい時は、**背中にタオルケットやクッションを敷いて、身体を少し起こしてもらうといい**ので、いろいろ試してみましょう。
どうしても熟睡感が足りない方には漢方薬を処方しますが、睡眠導入剤は処方していません。
もともといびきをかく人は睡眠不足や高血圧になりやすいので、かかりつけ医にご相談ください。

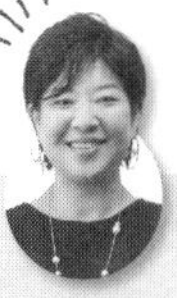

妊娠後期は、身体が重く、夜もトイレが近くなったりして、妊婦さんも大変だと思いますがリラックスして過ごしてほしいですね。
小松先生、ありがとうございました。

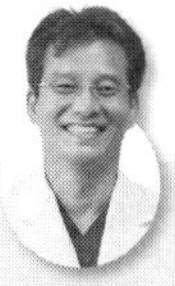

ありがとうございました。

ON AIR
39
質問受付
Week❷

出産直前、妊婦さんの身体にはどんな変化が起こりますか？

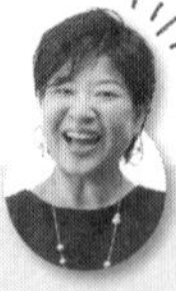

妊娠後期のお話をしていただいています。
いよいよ臨月になると、妊婦さんはいろいろと不安だと思います。
なかには、お産の始まりが心配で外出するのが不安、
という方もいらっしゃると思うんですよね。
いよいよ出産が近づいてきたら、何か身体に兆候はありますか？

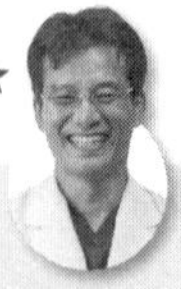

そうですね。臨月になると一般的に赤ちゃんが
下がってくると言いますが、**赤ちゃんの頭が骨盤の中に入ってきます。**
今まで、みぞおちにあった赤ちゃんのお尻が
おへそのあたりまで、下がってくるのです。

妊婦さんの立ち姿を横から見るとおへその下が出っ張ってきます。

そうなると、**まず横隔膜が下がって、呼吸が楽になります。**

胃への圧迫感がなくなり、今まで、食後に胃液が逆流して、胸焼けに悩んでいた人もスッキリして、食欲が出てくる人もいます。

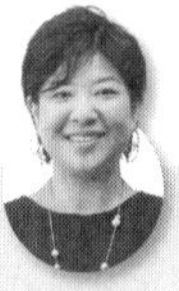

そうなんですね。

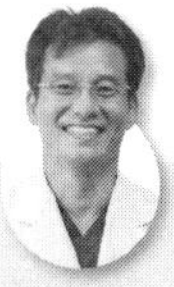

赤ちゃんの頭（児頭）が骨盤の中に入ってくるまでは、恥骨の上に児頭があるので、歩く時に児頭が恥骨に当たって下腹が痛いと訴える方もいますね。

児頭が骨盤の中に完全に入ってくると、膀胱や直腸を圧迫するので、頻尿になったり、残便感や便秘がひどくなったりします。

ひどい便秘を放置すると痔が悪化するので、緩下剤や痔の薬をお勧めしています。

一般的には臨月に入るとお腹が張りやすくなりますが、ぜんぜん張らない人もいます。

初めてのお産の方で、ぜんぜん張らないという人は**妊婦健診で赤ちゃんの発育や羊水量が問題なければ、自分の体力に応じて、どんどん動き回った方がいい**と思います。

2人目以降の妊婦さんは焦らなくてもいいので、普通にお散歩してください。

一方、赤ちゃんが小さいとか、羊水の量が少ないと指摘されている方はお医者さんに相談して、のんびり過ごしてください。

なるほど。そうなんですね。

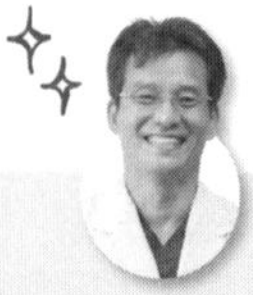

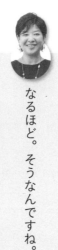

出産予定日が近くなると、前駆陣痛といって、不規則な子宮収縮が起きやすくなってきます。
さらに、児頭が骨盤まで下りてきて頭が固定されますから、**今までのように激しい胎動を感じにくくなります。**

また、子宮頸管からの分泌物が増えて、
オリモノもこれまで以上に多くなります。
これは、**赤ちゃんが産道を通りやすいように、**
身体が準備しているんです。
出産予定日が近くなって外出する場合は「もしも」の時に備えて、
母子手帳や、緊急連絡先の控え、
生理用ナプキンなどを持っておくと安心だと思います。

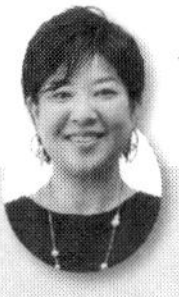

いよいよ分娩が近づいてくるんですね！
小松先生、ありがとうございました。

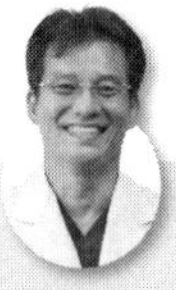

ありがとうございました。

おわりに

ラジオ放送のきっかけは広研の土山祐子さんのご提案でした。

「ＦＭ福岡のモーニングジャムをご存じないですか？　番組内で安産を祈願して『すっぽんコール』をやっていますが、スポンサー契約して、情報番組を提供してみませんか？」と。

実は当初、メディアに出ることに気乗りしませんでした。が、当院は２００７年５月に開院してから、年々分娩数が増え、今年、分娩総数も節目となる1万件を超えました。この14年間、決して楽しいお産ばかりではなく、困難な症例も経験し、その度に猛省し、着実に前進してきました。これまで、真面目に頑張ってきたのだから、そろそろ当院の診療内容や産婦人科について、正しい情報をみなさまに発信してもいい頃ではないかと考え、お引き受けした次第です。

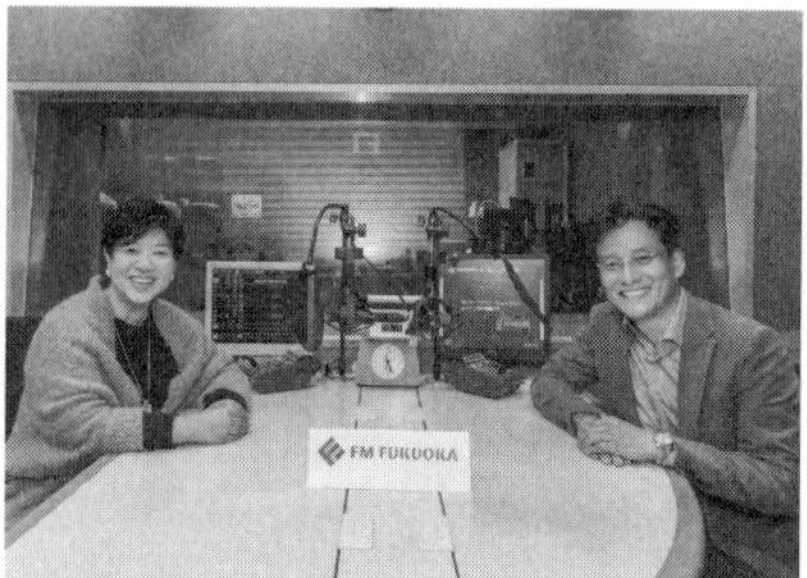

一方、書籍化については、私から提案しました。

ラジオ放送では大事なことについてはくり返し発言していますが、それでも聴き逃すことも、説明不足のこともあります。そのため書籍では、それをさらに補うことに加え、知識が不確かなことについてはきちんと調べ直して、正しい情報をできるだけわかりやすく、簡潔に伝えることに主眼を置きました。

来年は、第３巻を上梓します。〈分娩〉から、〈産後〉、〈新生児〉と盛りだくさんの内容を取り上げます。みなさまから、貴重なご意見ご要望をいただければ幸甚です。

青葉レディースクリニック　理事長　小松一

INDEX

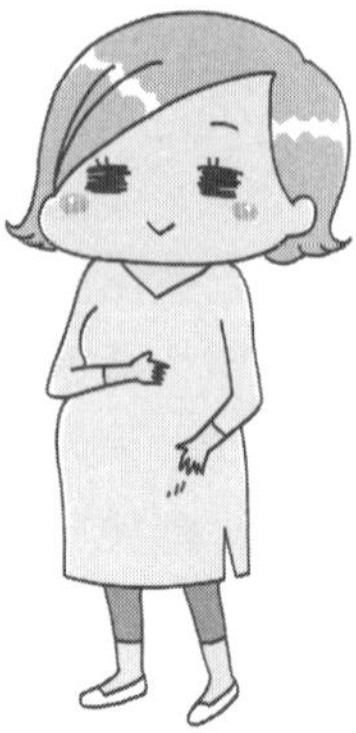

STAFF

イラスト／アベナオミ
写真撮影／岡上啓太郎
装丁・本文デザイン・DTP／黒田志麻
協力／池田真紀、日高郁子、西 友紀（エフエム福岡）、
　　　土山祐子（広研）

著者紹介

小松 一 <こまつ・はじめ>

高知県生まれ。1995年九州大学医学部卒業。2002年九州大学大学院医学系研究科博士号取得。日本学術振興会、元特別研究員。

福岡市立こども病院新生児科、九州大学病院麻酔科蘇生科研修を経て、九州大学病院周産母子センター母性胎児部門、北九州市立医療センター、九州厚生年金病院(現JCHO九州病院)に勤務。2007年医療法人青葉レディースクリニックを開院し、理事長·院長として現在に至る。丁寧で的確な診療と心地よい病院空間が人気で、県外からも診療に訪れる人も多くいるほど、大人気の先生です。趣味:ウエイトトレーニング、モータースポーツ、ゴルフ、マラソン。

やさしく解説《かいせつ》 産婦人科《さんふじんか》のおはなし
〈妊娠《にんしん》〉から〈出産直前《しゅっさんちょくぜん》〉編《へん》

2021年11月8日　第1刷

著　者　小松《こまつ》　一《はじめ》
編　集　株式会社 プライム涌光
発　行　青春出版社
プレミアム編集工房
東京都新宿区若松町12番1号　〒162-0056
代表　03(3203)5121
premium@seishun.co.jp

印　刷　三松堂株式会社
製　本　三松堂株式会社

ISBN978-4-413-08506-9 C0047

定価　本体1400円+税